Fortschritte der Onkologie · Band 1

Autorenkollektiv

Grundlagen der Neutronentherapie

Fortschritte der Onkologie · Band 1

Autorenkollektiv

GRUNDLAGEN
DER NEUTRONENTHERAPIE

Herausgegeben von

Prof. Dr. A. Graffi

em. Direktor des Zentralinstituts für Krebsforschung der
Akademie der Wissenschaften der DDR

Prof. Dr. Th. Matthes

em. Direktor der Robert-Rössle-Klinik des Zentralinstituts
für Krebsforschung der Akademie der Wissenschaften der DDR

Dr. habil. E. Magdon

Abteilungsleiter am Zentralinstitut für Krebsforschung
der Akademie der Wissenschaften der DDR

mit 68 Abbildungen und 15 Tabellen

AKADEMIE-VERLAG · BERLIN
1975

Erschienen im Akademie-Verlag, 108 Berlin, Leipziger Str. 3—4
© Akademie-Verlag, Berlin, 1975
Lizenznummer: 202 · 100/520/75
Einband und Schutzumschlag: Rolf Kunze
Gesamtherstellung: VEB Druckhaus „Maxim Gorki", 74 Altenburg
Bestellnummer: 761 966 0 (2165/1) · LSV 2725
Printed in GDR
EVP 36,—

Vorwort

Der hiermit vorliegende erste Band der „Fortschritte der Onkologie" enthält die Zusammenfassung der Beiträge und Ergebnisse des Symposiums „Neutronentherapie", das vom 26.—27. 4. 1973 im Zentralinstitut für Kernforschung in Dresden-Rossendorf durchgeführt wurde. Der Teilnehmerkreis umfaßte Wissenschaftler aus dem Forschungszentrum für Molekularbiologie und Medizin und dem Zentralinstitut für Kernforschung der Akademie der Wissenschaften der DDR sowie Wissenschaftler aus kernphysikalischen und radiologischen Einrichtungen der UdSSR, der VR Polen, der ČSSR, der VR Bulgarien, der Ungarischen Volksrepublik und der Sozialistischen Republik Rumänien.

Dieses Symposium dokumentierte, daß die interdisziplinäre Zusammenarbeit von Technikern, Physikern, Biologen und Medizinern aus verschiedenen Instituten der Akademie der Wissenschaften der DDR eine notwendige Voraussetzung ist, um die therapeutischen Möglichkeiten zu erweitern und zu Fortschritten in der Medizin zu kommen.

Bisher haben ausnahmslos alle in der Physik entwickelten Strahlenquellen ihren Weg in die Medizin gefunden. Das erstreckt sich von der Röntgenröhre und der radioaktiven Kobalteinheit über das Betatron bis zu den gegenwärtig im Mittelpunkt der biologisch-therapeutischen Forschung stehenden Zyklotrons und Neutronengeneratoren.

Die Strahlentherapie zählt zwar zu den wichtigsten Behandlungsmethoden der Krebserkrankungen, hat aber gegenwärtig noch nicht ihr Optimum erreicht.

Bereits vor einigen Jahren wurde im Vereinigten Institut für Kernforschung in Dubna mit dem Aufbau einer Zweigstelle der Krebsforschung, speziell der strahlentherapeutischen Krebsforschung, begonnen. In diesem Institut werden heute Bestrahlungen mit hochenergetischen Protonen bis zu 500 MeV durchgeführt.

In der DDR steht für die Weiterentwicklung der Strahlentherapie unter Verwendung von Strahlung mit höherem linearen Energietransfer (LET) das Zyklotron U-120 zur Verfügung. Damit werden nach der d(n)-Reaktion mit einer Nominalenergie der Deuteronen von 13,5 MeV an einem Beryllium-Target schnelle Neutronen mit einer mittleren Energie von 6,2 MeV erzeugt.

Der Stand der bisherigen Arbeiten auf physikalisch-technischem, dosimetrischem, biophysikalischem und biologischem Gebiet eröffnete die Möglichkeit, 1972 mit therapeutischen Bestrahlungen am Patienten zu beginnen. Der vorliegende Band enthält diesbezügliche wissenschaftliche Grundlagen und bisherige Ergebnisse auf physikalischem, biologischem und klinischem Gebiet und soll dazu dienen, die in den anderen sozialistischen Ländern vorhandenen Zyklotrons U-120 in entsprechender Weise für die Therapie einzusetzen, um damit in abgestimmten kontrollierten klinischen Versuchen zu fundierten Aussagen über Indikation und Anwendungsbereich dieser neuen Strahlenqualität in der Krebstherapie zu kommen.

Das Symposium und der hier vorliegende Band sind als Einführung in die Prinzipien und Probleme der therapeutischen Anwendung dieser Strahlenart gedacht. Hierbei ist zu erkennen, daß die Zahl der zu lösenden Probleme größer ist als die der schon gelösten Fragestellungen, daß jedoch mit der interdisziplinären Zusammenarbeit ein Weg beschritten wird, der nicht nur die strahlentherapeutischen Möglichkeiten in der Krebsbehandlung erweitert, sondern auch Aussagen grundlegender Art über den Wirkungsmechanismus energiereicher Strahlung ermöglicht.

Das Erscheinen dieses Bandes verbinden wir mit der Hoffnung, daß die in Kooperation mit den anderen sozialistischen Ländern durchgeführte erste Beratung zu einer echten Integration der daran interessierten Wissenschaftler und Institutionen führt und sich in der therapeutischen Praxis zum Wohle des krebskranken Patienten auswirkt.

Prof. Dr. G. FLACH
Direktor des Zentralinstituts für
Kernforschung

Prof. Dr. W. SCHELER
Direktor des Forschungszentrums für
Molekularbiologie und Medizin

Inhalt

Prinzipien und Probleme der Anwendung schneller Neutronen in der Therapie

E. MAGDON

Zentralinstitut für Krebsforschung der Akademie der Wissenschaften der DDR

Der Einsatz schneller Neutronen in der Strahlentherapie maligner Tumoren hat seine Begründung im strahlenbiologischen Sauerstoffeffekt und in der Feststellung, daß nahezu alle Tumoren durch einen Anteil hypoxischer Zellbereiche gekennzeichnet sind, die durch ihre Strahlenresistenz therapielimitierende Bedeutung haben. Obwohl die Strahlentherapie eine rein empirisch gewachsene Behandlungsmethode darstellt, zeigt die Erfassung der Gesetzmäßigkeit des Sauerstoffeffektes, daß sich die Strahlentherapie in einer Phase befindet, in der sich eine naturwissenschaftliche Fundierung entwickelt.

Historisch betrachtet dokumentierte sich der Sauerstoffeffekt in frühen klinischen Beobachtungen an Patienten mit einer Anämie oder einer schlechten Blutzirkulation, die in geringerem Umfange auf strahlentherapeutische Maßnahmen ansprachen. CRABTREE und CRAMER (1934) formulierten in diesem Zusammenhang: Die meisten Tumoren sind schlecht und ungleichmäßig vaskularisiert. Die verschiedenen Teile eines Tumors sind daher in einem unterschiedlichen Ausmaß mit Sauerstoff versorgt, so daß ihre Ansprechbarkeit gegenüber einer Strahlenbehandlung variiert. Daraus resultiert, daß das Problem einer erfolgreichen Strahlentherapie nicht einfach darin besteht, ein physikalisch eindeutig definiertes homogenes Strahlenfeld auf den Tumorbereich zu applizieren, sondern die biologischen Bedingungen der Zellen in den verschiedenen Teilen des Tumors in Betracht zu ziehen.

Obwohl damit zum ersten Mal die Bedeutung des Sauerstoffes in der Strahlentherapie klar herausgestellt wurde, dauerte es weitere 20 Jahre, bevor in einer Vielzahl von Arbeiten dieses Phänomen quantitativ untersucht wurde. Es waren zunächst GRAY und Mitarbeiter (1953), die nachwiesen, daß die Strahlendosis um den Faktor 2,0—3,0 erhöht werden muß, wenn bei anoxischen Zellen die gleiche Strahlenwirkung erzielt werden soll wie in Gegenwart von Sauerstoff. Die quantitative Gesetzmäßigkeit der Abhängigkeit der Strahlenempfindlichkeit verschiedener biologischer Systeme von der Sauerstoffkonzentration ist in der Abbildung 1 dargestellt und fand ihren mathematischen Ausdruck in der Gleichung nach GRAY (1961):

$$\frac{S}{S_n} = 1 + 1{,}3 \cdot \frac{PO_2}{PO_2 + 4}$$

1

Dabei wird die Strahlenempfindlichkeit S bei der jeweiligen O_2-Spannung in mm Hg bei 37 °C oder O_2-Konzentration in µM/l bezogen auf $S = 1$ unter N_2.

Die Abbildung 1 zeigt die experimentellen Daten von DESCHNER und GRAY (1959) an Ehrlich-Aszites-Tumorzellen, von ELKIND und Mitarbeitern (1965) an chinesischen Hamster-Epithelzellen und von ALPER und HOWARD-FLANDERS (1956) an *Escherichia coli*. Unabhängig von den verwendeten Zellen demonstriert die Abbildung, daß die Strahlenempfindlichkeit vor allem im Bereich von 0—30 mm Hg sehr stark zunimmt, während eine weitere Zunahme des Sauerstoffpartialdruckes

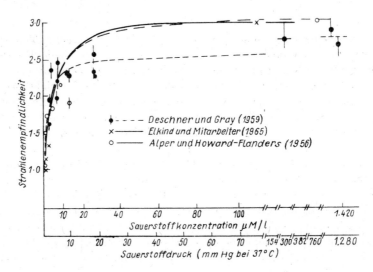

Abb. 1. Die Abhängigkeit der Strahlenempfindlichkeit vom Sauerstoffpartialdruck während der Bestrahlung (nach THOMLINSON 1967)

nur noch eine geringe Wirkung ausübt. Man kann sagen, daß die Strahlenempfindlichkeit gegenüber anoxischen Bedingungen bereits bei einem Sauerstoffpartialdruck von 3 mm Hg um mehr als den Faktor 2 ansteigt. Für die strahlentherapeutische Wirkung bedeutet diese Art der Sauerstoffabhängigkeit, daß im Tumorbett und in den kapillarnahen, gut mit Sauerstoff versorgten Tumorarealen eine Erhöhung des dort normalerweise vorhandenen Sauerstoffpartialdruckes auf mehr als 40 mm Hg ohne Wirkung bleiben würde, während die anoxischen Tumorareale selektiv durch eine geringe Erhöhung des Sauerstoffpartialdruckes in ihrem Sensibilitätsniveau angehoben werden können. Voraussetzung für die Berücksichtigung des Sauerstoffeffektes in der Strahlentherapie war die Klärung des Problems, in welchem Umfange mit anoxischen oder hypoxischen Zellbereichen im Tumor gerechnet werden kann.

Es war das Verdienst von THOMLINSON und GRAY (1955), die mit Hilfe histologischer Studien in Bronchialkarzinomen zeigen konnten, daß nicht alle Tumorzellen ausreichend mit Sauerstoff versorgt werden, wobei erstmals quantitative

Aussagen zur minimalen und maximalen Entfernung nekrotischer Tumorbezirke vom normal vaskularisierten Stroma ermittelt wurden.

In eigenen Untersuchungen (MAGDON und WINTERFELD 1973) ergab sich aus einer Vielzahl von Messungen an menschlichen Bronchialkarzinomen, daß die Werte für die Radien der Tumorstränge mit und ohne Nekrose in Abhängigkeit vom histologischen Typ erheblich variieren.

Die durchgeführten Messungen ergaben:

— keine Tumorstränge mit einem Radius von mehr als 225 µ waren ohne ein nekrotisches Zentrum,

— keine Nekrosen konnten in Tumorsträngen mit einem Radius kleiner als 87 µ beobachtet werden,

— unabhängig vom Radius des nekrotischen Zentrums war die Schicht der offensichtlich intakten (mitotisch aktiven) Tumorzellen nie größer als 235 µ.

Darüber hinaus wurde die mittlere Breite der kompakten Zellschicht zwischen Stroma und beginnender Nekrose nach unseren Messungen mit 98,3 µ ermittelt. Die Variationsgrenzen für die Breite der kompakten Zellschicht zwischen Stroma und beginnender Nekrose lagen zwischen 52,5 und 142,5 µ. Uns erscheint der letztgenannte Wert von 98,3 µ der mittleren Breite der kompakten Zellschicht zwischen Stroma und beginnender Nekrose als die wichtigste Aussage zur Problematik der Sauerstoffversorgung und der hypoxischen Zellareale in soliden menschlichen Tumoren, da er die wahrscheinliche mittlere Mindestgrenze für das Auftreten hypoxischer Zellbereiche charakterisiert.

Unabhängig von der Ermittlung des minimalen Abstandes zur Erzeugung hypoxischer Bedingungen in soliden Tumoren ist für die Bewertung des Sauerstoffeffektes die Beantwortung der Frage notwendig, mit welchem Anteil hypoxischer Zellareale zu rechnen ist. An tierischen Tumoren wurde diese Frage zunächst von POWERS und TOLMACH (1963) beantwortet.

Sie untersuchten die Abhängigkeit der Strahlenwirkung von der Dosis an einem soliden subkutan transplantierten Lymphosarkom der Maus mit einem mittleren Tumordurchmesser zwischen 1 und 2 cm. Die Ergebnisse sind in der Abbildung 2 enthalten, in der die Dosis im Bereich von 200 bis 2500 rad auf einer linearen Abszisse gegenüber der überlebenden Fraktion, aufgetragen auf einer logarithmischen Ordinate, dargestellt ist.

Die überlebende Fraktion wurde mit Hilfe des Quotienten $\dfrac{\text{TD/50} - \text{Kontrolle}}{\text{TD/50} - \text{bestrahlt}}$

nach ANDREWS und BERRY (1962) ermittelt. (TD/50 = Anzahl der Zellen, die notwendig sind, um in 50% der Tiere einer Versuchsgruppe das Tumorwachstum nach Transplantation zu ermöglichen).

Die Überlebenskurve zeigt, daß diese Tumoren aus zwei unterschiedlichen Komponenten bestehen. Der erste Teil der Kurve bis zu einer Dosis von 900 rad hat einen Verlauf, der charakterisiert ist durch eine D_0 von 110 rad (Reduktion der überlebenden Zellen auf 37% im linearen Teil der Überlebenskurve). Die zweite Komponente der Kurve zeigt eine stärkere Dosisabhängigkeit — $D_0 = 260$ rad. Diese zweiphasige

Überlebenskurve hat damit im hohen Dosisbereich eine um den Faktor 2,5 geringere Dosiswirkungsrelation als im initialen Anteil bis zu 900 rad. Daraus folgt, daß der Tumor aus zwei verschiedenen Zellgruppen besteht, die eine normal oxygeniert, die andere hypoxisch. Wenn der hypoxische Teil der Kurve (hypoxic tail) extrapoliert wird — entsprechend der gestrichelten Linie der Abbildung bis zum Schnittpunkt der Ordinate — resultiert eine Überlebensrate von ca. 1%. Daraus

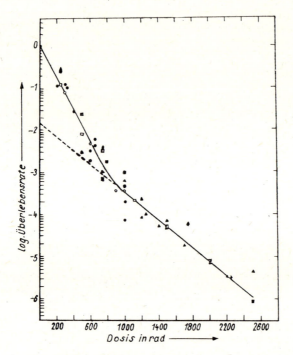

Abb. 2. Zellüberlebensraten in Abhängigkeit von der Strahlendosis eines soliden Lymphosarkoms in vivo bestrahlt (nach POWERS und TOLMACH 1963)

kann geschlußfolgert werden, daß annähernd 1% der mitotisch aktiven Zellen des Tumors als hypoxisch ansprechbar sind. In der Folgezeit wurde von einer Anzahl Autoren diese Methode nach POWERS und TOLMACH benutzt, um den Anteil der hypoxischen Zellen in verschiedenen experimentellen Tiertumoren zu bestimmen. Die Ergebnisse sind in der Tabelle 1 zusammengefaßt.

Aus der Tabelle 1 wird ersichtlich, daß der Anteil der hypoxischen Zellen in tierischen Tumoren eine hohe Variabilität aufweist (1%—50%), im allgemeinen jedoch etwa 15% beträgt.

Eine andere Möglichkeit, den Sauerstoffeffekt und seinen Einfluß auf die Strahlenwirkung zu untersuchen, wurde durch den Einsatz der polarographischen Mikroelektrodentechnik zur Messung des Sauerstoffpartialdruckes in Normal- und Tumorgeweben von KOLSTAD (1964) und BADIB und WEBSTER (1969) entwickelt.

4

Tabelle 1. Der Anteil hypoxischer Zellen in experimentellen Tiertumoren
(Daten zitiert nach KALLMAN 1972)

Autoren	Tierart	Tumortyp	% der hypox. Zellen
POWERS u. TOLMACH (1963)	Maus	Lymphosarkom	1
HEWITT u. WILSON (1961)	Maus	Rundzellsarkom	50
CLIFTON, BRIGGS u. STONE (1966)	Maus	Adenosarkom	21
VAN PUTTEN u. KALLMAN (1968)	Maus	Sarkom	15
HEWITT, CHAN u. BLAKE (1967)	Maus	Plattenepithel-karzinom	18
HOWES (1969)	Maus	Mammakarzinom	12
HILL, BUSH u. YOUNG (1971)	Maus	Sarkom	12
VAN PUTTEN (1968)	Maus	Osteosarkom	14
SUIT u. MAEDA (1967)	Maus	Mammakarzinom	20—25
KALLMAN u. Mitarb. (1970)	Maus	Mammakarzinom	18—21
REINHOLD (1966)	Ratte	Rhabdomyosarkom	15
THOMLINSON (1969)	Ratte	Sarkom	17

Im Ergebnis dieser Untersuchungen zeigte sich, daß Tumoren mit einer schlechten Sauerstoffversorgung sich eindeutig mit einer geringen oder fehlenden strahlentherapeutischen Wirkung korrelieren ließen.

An menschlichen Bronchialkarzinomen von unterschiedlicher Größe und unterschiedlichem histologischen Typ wurde im Zusammenhang mit der Einführung der Strahlentherapie mit schnellen Neutronen und ihrer spezifischen Wirkung auf hypoxische Tumorzellen von MAGDON und WINTERFELD (1973) untersucht, inwieweit sich der Anteil hypoxischer Zellbereiche einschätzen läßt. Die quantitative Bestimmung der verschiedenen Strukturen von Tumoren wurde entsprechend der Abbildung 3 an mikroskopischen Präparaten nach dem Trefferprinzip durchgeführt. Mit Hilfe eines Okularnetzes wurde die Anzahl der mit den Schnittpunkten des Netzes zusammenfallenden „Treffer" für jede Struktur ausgezählt. Bei genügend großer Punktzahl erhielt man auf diese Weise die relativen Anteile der verschiedenen Gewebeelemente für den untersuchten Präparatabschnitt. Eine Auszählung in zwei senkrecht aufeinanderstehenden Ebenen, deren Schnittpunkt mit dem Mittelpunkt eines Äquatorialschnittes zusammenfällt, ermöglichte eine Einschätzung der relativen Anteile der verschiedenen Gewebekomponenten im Gesamttumor.

Da hypoxische Zellen visuell nicht registrierbar sind, wurden in den Grenzbezirken zwischen Tumorparenchym und Nekrosen solche Bezirke im intakt erscheinenden Tumorparenchym als hypoxisch gewertet, die mit den Gitterschnittpunkten in unmittelbarer Nachbarschaft von Nekrosen zusammenfielen. Das bedeutet, daß jeder erste bzw. letzte Treffer für Tumorparenchymgewebe vor bzw. nach Nekrosetreffern als „Treffer" für Hypoxiebereiche gezählt wurde. Bei einem Abstand zwischen zwei Gitterschnittpunkten von 25 μ wurde randständig zu Nekrosen damit im Mittel ein Ring des Tumorparenchyms von 12 μ Breite als hypoxische Tumorkomponente gezählt. Da in mittelgroßzelligen bis großzelligen Tumoren der Durchmesser einer Zelle im Schnittpräparat etwa 10—12 μ betrug, darf man annehmen, daß die so gewonnenen Daten den Mindestanteilen an hypoxischen Bereichen im Tumor entsprechen. Die Größe der untersuchten Bronchialkarzinome schwankte zwischen einem mittleren Durchmesser von 1,0 bis 9,0 cm.

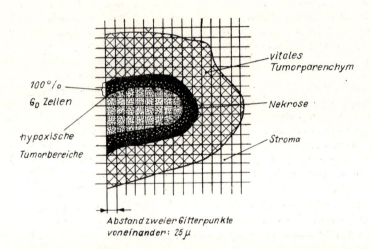

Abb. 3. Schematische Darstellung der Treffermethode zur Erfassung hypoxischer Zellbereiche in Äquatorialschnitten menschlicher Bronchialkarzinome

Wie die Tabelle 2 zeigt, handelt es sich histologisch vorwiegend um in soliden Verbänden wachsende kleinzellige bis mittelgroßzellige meist undifferenzierte Karzinome, deren hypoxische Anteile zwischen 2,3 und 10,4% variieren. Die in soliden Strängen wachsenden Tumoren zeigen mit zunehmendem Volumen die Tendenz zu einem zunehmenden Anteil der hypoxischen Zellareale. Die Ergebnisse dieser Untersuchungen demonstrieren, daß unabhängig von der histologischen Struktur und zytologischen Charakterisierung der Anteil nicht proliferierender und hypoxischer Zellbereiche bei menschlichen Bronchialkarzinomen eine große biologische Variabilität aufweist, so daß erwartet werden kann, daß das strahlentherapeutische Ergebnis nicht vom zytologischen Typ des Karzinoms allein, sondern auch von dem jeweiligen Anteil der therapielimitierenden, nicht proliferierenden und hypoxischen Zellbereiche abhängig ist.
Mit Sicherheit kann gesagt werden, daß als wesentlicher Faktor für die Strahlensensibilität eines Tumors die Verteilung des versorgenden Tumorstromas angesehen werden muß. Die Untersuchungen ergaben, daß eine netzförmige Anordnung des Stromas eine bessere Ernährung und Sauerstoffversorgung des Tumorparenchyms garantiert als eine großflächige und kompakte Stromabeschaffenheit.

6

Tabelle 2. Relativer Anteil verschiedener Gewebestrukturen in zwei senkrecht aufeinanderstehenden Ebenen in Äquatorialschnitten von Bronchialtumoren des Menschen

	Patienten:									
	K. L.*	A. F.	M. D.	M. Sch.	H. B.	H. S.	P. R.	R. Z.	F. Sch.	E. Sch.
Tumorgröße (Durchmesser in cm)	1,3	2,0	3,0	3,0	4,0	4,5	5,0	5,0	6,0	9,0
Stroma	19,2	41,0	41,6	33,5	16,0	47,6	15,5	55,5	17,9	24,4
(in % der Summe der „Treffer") intakt erscheinendes Tumorparenchym ⎱ in % der Summe der „Treffer" des Gesamttumors	60,0	59,0	17,4	57,3	50,2	28,6	47,2	38,0	13,4	23,4
hypoxische Tumorbereiche	2,3	0	2,6	3,9	10,4	4,5	10,2	4,6	3,7	7,8
Nekrosen	0,9	0	38,1	5,1	23,4	19,3	27,1	1,9	64,9	44,4
Mitosen (in % vom intakt erscheinenden Tumorparenchym)	0,43	0,52	0,17	1,30	0,42	0,63	0,20	0,14	0,62	0,92

Patient K. L.*: 17,6% aller Treffer fielen mit Entzündungsbezirken zusammen

Die Berücksichtigung des Sauerstoffeffektes in der Strahlentherapie wäre daher bei solchen Karzinomen notwendig, die durch großflächige Stromaanteile und, dadurch bedingt, einen hohen Anteil hypoxischer Zellbereiche gekennzeichnet sind.

Es gibt eine Vielzahl von Möglichkeiten, den strahlenbiologischen Sauerstoffeffekt in der Krebsbehandlung zu berücksichtigen und den therapielimitierenden Anteil der strahlenresistenten Tumorareale zu reduzieren.

In Stichworten sind diese Möglichkeiten in der Tabelle 3 aufgeführt.

Tabelle 3. Methoden zur Eliminierung der Strahlenresistenz der hypoxischen Tumorbereiche

Methoden	Autoren	klinische Anwendung
Erhöhung der O_2-Versorgung des Tumors durch hyperbare O_2-Inhalation	CHURCHILL-DAVIDSON, I., SANGER, C., u. THOMLINSON, R. H. (1955), VAN DEN BRENK, H. A. S., KERR, R. C., MADIGAN, J. P., CASS, N. M. u. RICHTER, W., (1966), CADE, I. S. u. MCEWEN, J. B. (1967), HENK, J. M., KUNKLER, P. B., SHAH, N. K., SMITH, C. W., SUTHERLAND, W. H. u. WASSIF, S. B. (1970), HURLEY, R. A., RICHTER, W., u. TORRENS, L. (1972), PLENK, H. P. (1972), LINDBERG, R. D., FLETCHER, G. H., u. CADERAO, J. B. (1973)	ja
Erhöhung der O_2-Versorgung des Tumors durch Beatmung mit reinem O_2	EVANS, N. T. S. u. NAYLOR, P. F. D. (1963), MITCHELL, J. S., BRINKLEY, D. u. HAYBITTLE, J. L. (1965), BERGSJØ, P. u. KOLSTAD, P. (1968)	ja
Beatmung mit einem Gemisch 95% O_2 + 5% CO_2	DU SAULT, L. A. (1963), JOHNSON, R. J. R. (1971), NORITOSHI u. WATANABE (1969), RUBIN (1969), MAGDON, E. (1970), HELD F. (1973)	ja
Intraarterielle Infusion mit H_2O_2	MALLAMS, J. T., FINNEY, J. W. u. BALLA, G. A. (1962)	ja
Verringerung der O_2-Versorgung der Normalgewebe durch ein Tourniquet bei gleichzeitiger Erhöhung der Strahlendosis	VAN DEN BRENK, H. A. S., KERR, R. C., MADIGAN, J. P., CASS, N. M. u. RICHTER, W. (1966), SUIT, H. u. LINDBERG, R. (1968), BALMUCHANOV, S. B. (1972)	ja
Verringerung der O_2-Versorgung durch allgemeine Hypoxie	ELLIS, F. (1962)	nein

8

Tabelle 3 (Fortsetzung)

Methoden	Autoren	klinische Anwendung
Oxygenierung des Tumors mit nachfolgender Hypoxie des Normalgewebes	WRIGHT, E. A., HAHN, G. M. u. STEELE, R. E. (1966)	nein
Reoxygenierung des Tumors durch das Split-Dosis-Verfahren	SCANLON, P. W. (1968), BADIB, A. O. u. WEBSTER, J. H. (1969)	ja
Eliminierung des O_2-Effektes durch extrem niedrige Dosisleistung	HALL, E. J. u. BEDFORD, J. S. (1964), PIERQUIN, B. (1970)	nein
Selektive Schädigung hypoxischer Tumorbereiche durch anaerobe Mikroorganismen	MÖSE, J. R. u. MÖSE, G. (1964), SCHNEEWEISS, U. u. FABRICIUS, E.-A. (1970)	ja
Selektive Strahlensensibilisierung hypoxischer Turmorzellen durch elektronenaffine Verbindungen, insbes. Synkavit	ADAMS, G. E. u DEWEY, D. L. (1963), ADAMS, G. E. u. COOKE, M. S. (1969), KRISHNAMURTHI, S., SHANTA, V. u. NAIR, M. K. (1967)	ja
Selektive Strahlensensibilisierung hypoxischer Tumorzellen durch Methotrexat	FRIEDMAN, M. u. DALY, J. F. (1963), BERRY, R. J. (1968)	ja
Selektive Strahlensensibilisierung hypoxischer Tumorzellen durch NDPP und PNAP	DENEKAMP, J. u. MICHAEL, B. D. (1972) HETZEL, F. W., KRUUV, J., FREY, H. E. u. KOCH, C. J. (1973)	nein

Obwohl bei einer Reihe der in der Tabelle 3 angeführten Verfahren über positive klinische Effekte berichtet wurde, muß man einschätzen, daß der durchschlagende therapeutische Erfolg ausgeblieben ist. Auch die ursprünglich spektakulären Ergebnisse der Sauerstoffüberdrucktherapie von CHURCHILL-DAVIDSON (1955) und VAN DEN BRENK (1966) wurden in den daraufhin durchgeführten kontrollierten klinischen Trials nicht vollständig bestätigt. Der Versuch, auf dem XIII. Internationalen Radiologenkongreß 1973 in Madrid zu einer abschließenden Wertung der Sauerstoffüberdrucktherapie zu kommen, scheiterte, da offensichtlich in der bisher durchgeführten klinischen Erprobung unterschiedliche Methoden der zeitlichen Dosierverteilung eingesetzt wurden. Gegenwärtig zeichnet sich ab, daß für die Berücksichtigung des Sauerstoffeffektes in der Therapie vor allem der Einsatz von Strahlenquellen mit höherem linearen Energietransfer (LET) die aussichts-reichste Möglichkeit zu sein scheint.

Ausgangspunkt für die Anwendung von Strahlung mit höherer LET war die Tat-sache, daß der Sauerstoffeffekt wesentlich geringer wird, wenn die LET zunimmt. Quantitativer Ausdruck dafür ist der Oxygen Enhancement Ratio (OER). Er wird abgeleitet aus der Dosis-modifizierenden Wirkung des Sauerstoffes, wobei ein Effekt, der durch eine Dosis D unter aeroben Bedingungen erzielt wird, unter anoxischen Bedingungen eine Dosis $m \cdot D$ benötigt (siehe dazu Abbildung 1 und Gleichung nach GRAY). Der Wert m für die Dosis-verstärkende Wirkung des Sauerstoffes wird in der Literatur als Oxygen Enhancement Ratio (OER) be-zeichnet. Während bei Strahlung mit geringer LET — wie Röntgen- oder ⁶⁰Co-γ-Strahlen — mit einem OER zwischen 2,5 und 3,0 zu rechnen ist, verringert sich dieser Faktor bei einer LET zwischen 10 und 200 keV/μ Gewebedichteeinheit auf Werte zwischen 2,0 bis 1,0. Das bedeutet z. B. — wie auch in der Abbildung 5 zum Ausdruck kommt — einen OER von 1,5 bei der Verwendung von Neutronen mit einer mittleren Energie bei 6,2 MeV.

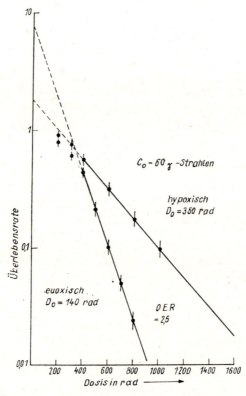

Abb. 4. Der Sauerstoffverstärkungsfaktor (OER) bei ⁶⁰Co-γ-Strahlung unter Bezug-nahme auf die Werte für die D_0

10

Die Ableitung des Sauerstoffverstärkungsfaktors für ^{60}Co-γ-Strahlen und 6,2 MeV Neutronen zeigen die Abbildungen 4 und 5. Sie beziehen sich auf die Werte für D_0 der bestrahlten Zellkulturen unter hypoxischen und euoxischen Bedingungen, wobei die D_0 der verwendeten mit ^{60}Co bestrahlten Zellkulturen unter euoxischen Bedingungen 140 und unter hypoxischen Bedingungen 350 rad beträgt. Aus dem Quotienten dieser Werte ergibt sich der Sauerstoffverstärkungsfaktor OER für ^{60}Co-γ-Strahlen von 2,5.

Bei Verwendung von Neutronen mit einer mittleren Energie von 6,2 MeV betragen die entsprechenden Werte für die euoxischen Zellkulturen $D_0 = 55$ und unter hypoxischen Bedingungen $D_0 = 85$ rad. Der daraus resultierende Sauerstoffverstärkungsfaktor OER hat einen Wert von 1,5.

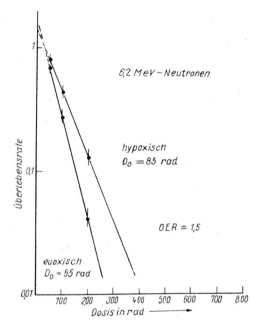

Abb. 5. Der Sauerstoffverstärkungsfaktor (OER) bei Neutronen mit der mittleren Energie von 6,2 MeV unter Bezugnahme auf die Werte für D_0

Aus dem Quotienten der OER von ^{60}Co-γ-Strahlen und schnellen Neutronen läßt sich nach ALPER (1963) der potentielle Vorteil schneller Neutronen als „anoxischer Gewinnfaktor der Neutronentherapie" ausdrücken.

In unserem Fall ergibt sich aus den Abbildungen 4 und 5

$$G = \frac{\text{OER } 2{,}5}{\text{OER } 1{,}5} = 1{,}6$$

Das bedeutet in der Therapie mit dem in Dresden-Rossendorf installierten Zyklo-
tron mit der mittleren Energie von 6,2 MeV eine Steigerung von 60% der mit
^{60}Co-γ-Strahlung applizierbaren Strahlendosis mit spezifischer Wirkung auf die
therapielimitierenden strahlenresistenten hypoxischen Zellbereiche ohne eine
Wirkungssteigerung auf die normal oxygenierten Gewebe.
Es war das Verdienst von FOWLER (1967), der darauf aufmerksam machte, daß
dieser theoretische Gewinnfaktor von dem praktischen Gewinnfaktor in der
Therapie unterschieden werden muß, der sowohl von der Tiefendosisverteilung,
der Höhe der Einzeldosis als auch von dem prozentualen Anteil der hypoxischen
Zellen einer Tumorpopulation abhängig ist. Für den praktischen therapeutischen

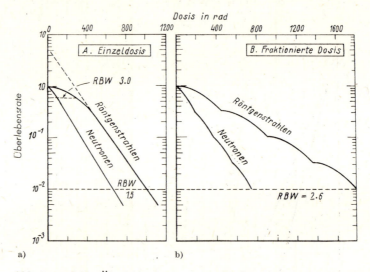

Abb. 6a und 6b. Überlebenskurven menschlicher Tumorzellen in vitro nach Einwirkung von Röntgenstrahlen und schnellen Neutronen. A: Einzeldosen, B: frak-
tionierte Dosen (nach HALL 1973)

Gewinn ist auch die höhere biologische Wirksamkeit schneller Neutronen zu berücksichtigen. Es ist bekannt, daß gleiche Dosen verschiedener Strahlenarten nicht
die gleiche biologische Wirkung erzielen. Beim Vergleich verschiedener Strahlenarten wird im allgemeinen 250 keV Röntgenstrahlung als Bezugsstandard gewählt.
Die Definition der relativen biologischen Wirksamkeit (RBW) lautet:
Die RBW einer zu untersuchenden Strahlenart (R) ist gegeben durch den Quotienten D_{250}/D_r, wobei D_{250} und D_r die Dosen der 250 keV Röntgenstrahlen bzw. der
zu untersuchenden Strahlenart sind, die den gleichen biologischen Effekt erzeugen.
Aus der Definition wird klar, daß es sich hierbei um eine sehr vereinfachte Beziehung handelt, die sowohl abhängig ist von dem verwendeten biologischen
System als auch von dem gewählten Kriterium des zu erfassenden Strahlen-
effektes.

12

Wie in der Abbildung 6 a im Vergleich der Wirkung von Röntgenstrahlen und Neutronen zum Ausdruck kommt, kann die RBW aus dem Quotienten der Überlebensraten der jeweiligen Strahlendosen von Röntgenstrahlen und Neutronen berechnet werden.

Wird als Effekt die Reduktion der Überlebensrate auf 0,01 gewählt, dann beträgt die notwendige Neutronendosis 660 rad, während die entsprechende Dosis von Röntgenstrahlen 1 000 rad beträgt. Die RBW ergibt sich aus dem Quotienten mit 1,5. Wird als vergleichender Effekt die Herabsetzung der Überlebensfraktion auf 0,6 gewählt, werden 100 rad Neutronen bzw. 300 rad Röntgenstrahlen benötigt. Die daraus resultierende RBW beträgt 3,0. Die Abbildung 6 a zeigt klar, daß auf Grund des unterschiedlichen Kurvenverlaufs die jeweilige RBW abhängig ist von der Höhe der Einzeldosis, d. h. der Quantität des zu bewertenden biologischen Schadens.

Für die Strahlentherapie hat diese Abhängigkeit der RBW von der Höhe der Einzeldosis grundsätzliche Bedeutung. Im allgemeinen wird in der Strahlentherapie die für die Eliminierung des Tumors notwendige Strahlendosis in einer Vielzahl kleiner Fraktionen appliziert. Auf Grund der RBW-Abhängigkeit schneller Neutronen von der Höhe der Einzeldosis muß sich bei einer fraktionierten Dosisverteilung die RBW schneller Neutronen gegenüber Röntgenstrahlen wesentlich erhöhen.

Die Abbildung 6 b demonstriert die Behandlung mit Neutronen bzw. Röntgenstrahlen mit jeweils 4 Fraktionen. Bei einer Herabsetzung der Überlebensfraktion auf 0,01 beträgt die RBW der Neutronen gegenüber Röntgenstrahlen 2,6.

Für die gleichen Strahlenarten und die gleichen Überlebensraten in der Einzelbestrahlung betrug die RBW — wie die Abbildung 6 a zeigt — 1,5. Der Vergleich der Abbildungen 6 a und 6 b zeigt eindeutig, daß die Neutronenwirkung um so effektiver wird, je geringer die Dosis pro Fraktion ist. bzw. je höher die Anzahl der Fraktionen wird. Die wahrscheinliche Ursache läßt sich aus dem unterschiedlichen Kurvenverlauf für die Wirkung der Neutronen bzw. Röntgenstrahlen ableiten. In der Abbildung 6 a kommt deutlich zum Ausdruck, daß beide Kurvenverläufe durch einen sehr stark unterschiedlichen Schulteranteil gekennzeichnet sind. Da der Schulteranteil von Überlebenskurven das intrazelluläre Repairvermögen charakterisiert, kann man annehmen, daß durch Neutronen induzierte Schäden in der Zelle in weitaus geringerem Umfange repariert werden können. Es ist wahrscheinlich, daß bei der Wirkung schneller Neutronen der Anteil der nicht reparablen strahleninduzierten Schadensereignisse an der DNS im Vergleich zur Strahlung mit geringerer LET erhöht ist (SCHRÖDER und MAGDON 1974).

Die Erhöhung der RBW in Abhängigkeit von der Zahl der Fraktionen wurde bereits von MORGAN (1967) beobachtet. Er stellte fest, daß die relative biologische Wirksamkeit unter Bezugnahme auf die Hauterythemreaktion bei Patienten von $3,0 \pm 0,4$ bei Einzeldosen auf $4,2 \pm 0,4$ bei einer Verteilung der Dosis in 6 Fraktionen und auf $5,2 \pm 0,4$ bei einer Verteilung der Dosis in 12 Fraktionen in 6 Wochen ansteigt. Die Nichtberücksichtigung der Abhängigkeit der RBW von der zeitlichen Dosisverteilung war auch nach SHELINE, PHILLIPS, FIELD, BRENNAN und BAVENTOS (1971) die Ursache für den Mißerfolg des ersten klinischen Versuches mit schnellen Neutronen in Berkeley, Californien (STONE, LAWRENCE und AEBERSOLD 1940).

Die Abhängigkeit der RBW-Werte schneller Neutronen von der Höhe der Dosis wurde von FIELD (1969) zusammengefaßt und ist in der Abbildung 7 dargestellt. Die Abbildung 7 zeigt, daß die RBW der verschiedenen biologischen Systeme in zwei Gruppen einzuteilen ist. Schäden des hämatopoietischen Systems zeigen eine

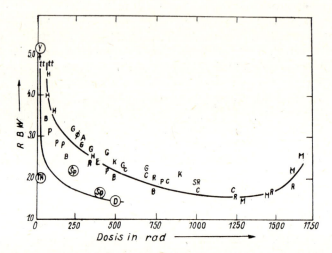

Abb. 7. RBW-Werte von Normalgeweben schneller Neutronen in Abhängigkeit von der Einzeldosis

H: menschliche Hautreaktionen, P: Schweinehautreaktionen, G: Intestinaltod bei Mäusen (Überlebenszeit 4 Tage), ∅: Intestinaler Proteinverlust bei Mäusen, A: Intestinaler Albuminverlust bei Ratten, B: Hemmung des Rattenschwanzwachstums, K: Überlebensrate des Knochenmarks bei Ratten, E: Überlebensrate von Hühnerembryonen, R, SR: Rattenhautreaktionen, M: Mäusehautreaktionen, C: Klonierung der Mäusehaut, T: Gewichtsverlust in Mäusekeimdrüsen, Y: Mäuselymphozytenschädigung, TH: Gewichtsverlust im Mäusethymus, SP: Mäusehämatopoietische Zellen (Milzkolonienachweis), D: 30 Tage Überlebensrate bei Mäusen (nach FIELD 1969)

wesentlich geringere RBW, die nach HALL (1973) möglicherweise auf die Tatsache zurückzuführen ist, daß die Koloniebildungsfähigkeit der Knochenmarkzellen durch ein geringes Repairvermögen subletaler Schäden gekennzeichnet ist. In den anderen verwendeten biologischen Systemen liegen die RBW-Werte wesentlich höher.

Bei der Betrachtung der angegebenen RBW-Werte insgesamt zeigt sich jedoch unabhängig von dem jeweils untersuchten biologischen System die starke Abhängigkeit von der Einzeldosis in der Weise, daß sich die RBW-Werte von 5,0 im extrem niedrigen Dosisbereich auf 1,6 im hohen Dosisbereich bei ca. 1000 rad/Minute

14

verringern. Der erneute Anstieg der RBW im Bereich von mehr als 1500 rad für Hautschäden ergibt sich daraus, daß in diesen Geweben nur ein geringer Anteil hypoxischer Zellen existiert, und die RBW dann ansteigt, wenn die normal oxygenierten Zellen im wesentlichen abgetötet sind und nur der geringe Anteil hypoxischer Zellen die Strahlenreaktion des Gewebes bestimmt. Aus der Abbildung 7 ergibt sich, daß sowohl die biologische Variabilität in der RBW verschiedener Tumor- und Normalgewebe als auch die Variabilität der RBW in Abhängigkeit von der Einzeldosis bei der Bestrahlungsplanung mit schnellen Neutronen berücksichtigt werden muß.

Für die Strahlentherapie in Betracht zu ziehen ist auch die Abhängigkeit des OER und der RBW von der mittleren Energie schneller Neutronen.

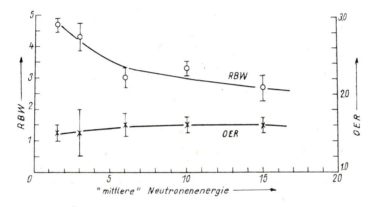

Abb. 8. Die RBW und OER schneller Neutronen in Abhängigkeit von der mittleren Neutronenenergie (nach BROERSE, BARENDSEN und VAN KERSEN 1967)

Die Abbildung 8 zeigt, daß bis zu einer mittleren Neutronenenergie von 10 MeV der OER geringfügig zunimmt und dann bis 15 MeV konstant bleibt, während die RBW mit zunehmender Energie bis 15 MeV abnimmt. Klar ersichtlich wird, daß die stärkste Abnahme der RBW von 4,5 auf 3,0 bis zu einer mittleren Energie von 6 MeV erfolgt, und auch die Zunahme des OER bis zu dieser Energie beendet ist.

Für die Therapie resultiert daraus folgender Kompromiß:

Aus biologischen Gründen wäre wegen der höheren RBW und des geringeren OER eine Neutronenquelle vorzuziehen, die im geringen Energiegebiet bis 6 MeV liegt. Aus strahlenphysikalischen Gründen wäre eine Neutronenquelle vorzuziehen, die bei einer mittleren Energie größer als 15 MeV eine Tiefendosisverteilung aufweist, die etwa die der ^{60}Co-γ-Strahlung entspricht. In der klinischen Praxis zeichnet sich als Kompromiß ab, daß strahlenresistente, oberflächliche Tumoren, wie z. B. Melanome, erfolgreich mit niedriger Neutronenenergie (2 MeV) bestrahlt werden (TSUNEMOTO und Mitarbeiter 1973), während tiefliegende Tumoren mit höherer Energie bestrahlt werden (CATERALL 1971, VAN PEPERZEEL 1973, FLETCHER 1973).

15

Das in Dresden-Rossendorf für die Therapie verwendete Zyklotron hat bei einer Deuteronenenergie von 13,5 MeV und einer mittleren Neutronenenergie von 6,2 MeV eine Tiefendosisverteilung, die ungefähr einer Röntgenstrahlung mit 250 keV entspricht. Auf Grund der niedrigen mittleren Energie haben die Neutronen des in Dresden-Rossendorf installierten Zyklotrons eine etwas höhere RBW als die Neutronen, die in 15 MeV-Generatoren erzeugt werden können.

In den vergangenen sechs Jahren war die Abhängigkeit des Sauerstoffeffektes von der LET, ihre Anwendbarkeit in der klinischen Strahlenbehandlung und die Berücksichtigung der höheren biologischen Wirksamkeit schneller Neutronen ein Schwerpunkt der Forschungsarbeit auf dem Gebiet der klinischen Strahlenphysik, Strahlenbiologie und experimentellen Strahlentherapie. Die wichtigsten Arbeiten auf diesem Gebiet wurden vorgetragen auf dem 1. Meeting des Radiobiologischen Instituts TNO Rijswijk, 22.—24. 6. 1970, ,,Fundamental and Practical Aspects of the Application of Fast Neutrons in Clinical Radiotherapy'' sowie auf dem 2. Meeting zu diesem Thema während der Drucklegung des vorliegenden Berichtes vom 3.—5. 10. 1973. Gegenwärtig lassen sich für die Erkenntnisvermehrung bei der Schaffung der Grundlagen für die Neutronentherapie die in der Tabelle 4 aufgeführten Schwerpunkte erkennen.

Obwohl die Forschungsarbeiten auf dem Gebiet der biologischen Grundlagen und präklinischen Untersuchungen zur Anwendung schneller Neutronen in der Therapie in den letzten Jahren wesentlich zugenommen haben, muß man darauf aufmerksam machen, daß eine Vielzahl von Fragen noch nicht genügend experimentell abgeklärt ist. Eine offene Problematik ist gegenwärtig noch die Auswahl der Patienten, für die sich aus der Anwendung schneller Neutronen ein echter therapeutischer Vorteil ergibt. Zur materiell wesentlich aufwendigeren Neutronentherapie sollten Kriterien erarbeitet werden, die folgende Faktoren berücksichtigen: Die Indikation zur Behandlung mit schnellen Neutronen ist dann gegeben, wenn der zu bestrahlende Tumor über eine hohe Strahlenresistenz verfügt, die sich aus einem besonders hohen Anteil hypoxischer Zellbereiche oder einer besonders stark ausgeprägten Fähigkeit ableitet, subletale Strahlenschäden zu reparieren. Bei Tumoren mit geringer Strahlenresistenz oder mit einem geringen Anteil hypoxischer Zellbereiche kann auf die Anwendung schneller Neutronen verzichtet werden. Bei Tumoren mit einer geringen Fähigkeit zur Revaskularisierung und Reoxygenierung unter den Bedingungen der fraktionierten Bestrahlungsverfahren ist die Behandlung mit schnellen Neutronen besonders indiziert. Zu berücksichtigen ist die Tatsache, daß bisher zu wenig RBW-Faktoren für chronische bzw. Strahlenspätschäden ermittelt wurden. Für den praktisch klinischen Vorteil ist nicht nur der auf Seite 11 abgeleitete therapeutische Gewinn

$$G = \frac{\text{OER (250 keV Röntgenstrahlung)}}{\text{OER (Neutronen)}}$$

von Bedeutung, sondern vor allem der Quotient aus der RBW des jeweils bestrahlten Tumorgewebes zur RBW des mitbestrahlten umgebenden Normalgewebes.

Tabelle 4. Übersicht der für die Grundlagen der Neutronentherapie wichtigsten Ergebnisse und Autoren

Thema	Autoren
Charakterisierung schneller Neutronen	BEWLEY (1971, 1973a, 1973b)
Dosierung schneller Neutronen in der Therapie	ROSSI, (1971, 1973) PARNELL (1973); GOODMAN (1973)
Kollimierung schneller Neutronen	DUNCAN, GREENE, MAJOR (1971) GREENE u. MAJOR (1971)
Sauerstoffeffekt und biologische Wirkung schneller Neutronen	FOWLER (1967); THOMLINSON (1971); BERRY (1971); WHITHERS (1973); KAPLAN, (1973); HALL (1973); VAN PUTTEN, LELIEVELD u. BROERSE (1971)
RBW-Werte schneller Neutronen von Normalgewebe	FIELD u. HORNSEY (1971) BROERSE, BARENDSEN, FRERIKS u. VAN PUTTEN (1971) PHILLIPS (1973)
RBW-Werte schneller Neutronen von Tumorzellen	FIELD u. HORNSEY (1971) BARENDSEN (1971) PHILLIPS (1973) MAGDON, MATSCHKE, ABEL, REGEL u. MERKLE (1972)
RBW-Werte schneller Neutronen bei fraktionierter Bestrahlung	WAMBERSIE (1973) DENEKAMP (1973) FOWLER (1973)
Abhängigkeit der RBW-Werte von der Neutronenenergie und Dosisleistung	BROERSE, BARENDSEN u. VAN KERSEN (1967) BROERSE (1973)
Abhängigkeit der RBW-Werte von der Zellkinetik und den Zellzyklusphasen	WHITHERS (1973) BROERSE (1973)
Abhängigkeit der RBW-Werte von D_q	FIELD (1973)
Entwicklung klinischer Modelle für den quantitativen Vergleich von der biologischen Wirkung verschiedener Strahlenqualitäten	BREUR u. VAN PEPERZEEL (1971)
Erarbeitung von Kriterien für die Selektion der Patienten zur Neutronentherapie	DUNCAN (1973)

Es fehlt bisher an ausreichenden Untersuchungen, die unter Verwendung gleichwertiger Bewertungskriterien eindeutig zeigen, daß der Quotient

$$\frac{\text{RBW — Tumorgewebe}}{\text{RBW — Normalgewebe}}$$

signifikant größer als 1 ist.

Für die Therapie von Bedeutung wäre weiterhin, daß für die Bestrahlungsplanung nicht die aus der Applikation unterschiedlich hoher Einzeldosen ermittelten RBW-Faktoren zugrundegelegt werden, sondern solche, in denen die zeitliche Dosisverteilung und die Zahl der einzelnen Fraktionen — wie sie in der klinischen Praxis verwendet werden — vollständig berücksichtigt werden.

Ein offenes Problem resultiert aus der Frage, welche Wirkungen Neutronen auf die Vorgänge der Revaskularisierung und Reoxygenierung — bedingt durch eine möglichst geringe Schädigung der Proliferationsfähigkeit der Endothelzellen in der bestrahlten Tumorregion — ausüben. Wunschvorstellung wäre, daß die biologische Wirksamkeit schneller Neutronen gegenüber den Endothelzellen wesentlich geringer ist als gegenüber den Tumorzellen, so daß der Quotient

$$\frac{\text{RBW — Tumorzellen}}{\text{RBW — Endothelzellen}}$$

in der Tumorregion in jedem Fall größer als 1 ist.

Auch die Frage, inwieweit die RBW-Faktoren abhängig vom intrazellulären Repairvermögen sind, kann nicht als abgeklärt gelten. Anzustreben wäre die Ermittlung quantitativer Beziehungen zwischen den aus Überlebenskurven extrapolierten Werten für die Repairfähigkeit verschiedener Zellpopulationen und die für die jeweiligen Zellpopulationen ermittelten RBW-Faktoren, bezogen auf die D_{37} bzw. D_q.

Vollständig ungenügend berücksichtigt wurde bei der Erarbeitung biologischer Grundlagen für die Neutronentherapie die stärkere biologische Wirksamkeit schneller Neutronen auf die Tumorwirtbeziehungen. Bei der klinischen Erprobung schneller Neutronen wurde erkennbar, daß die immunologische Abwehrlage der Patienten wesentlich stärker beeinträchtigt wird als bei der Verwendung von Strahlung mit geringer LET. Es erscheint unumgänglich notwendig, RBW-Faktoren zu ermitteln, durch welche die stärkere biologische Wirksamkeit schneller Neutronen auf das immunbiologische Abwehrsystem charakterisiert werden.

Der gegenwärtige Stand der biologischen Grundlagen für die Anwendung schneller Neutronen in der Krebstherapie zeigt klar den aus der Strahlenbiologie ableitbaren therapeutischen Vorteil dieser neuen Strahlenqualität. Ebenfalls deutlich sichtbar wird die Notwendigkeit der weiteren experimentellen Abklärung der wichtigsten biologischen Faktoren und Prozesse, die bei der klinischen Anwendung berücksichtigt werden sollten. Obwohl es richtig ist, daß mit der klinischen Erprobung dieser neuen Strahlenqualität begonnen wurde, ohne daß alle damit zusammenhängenden Probleme vollständig abgeklärt sind, wird der therapeutische Erfolg weitgehend davon abhängen, inwieweit es gelingt, die theoretischen Vorteile dieser Strahlenart in der klinischen Praxis optimal zu berücksichtigen.

Literaturverzeichnis

ADAMS, G. E., und D. L. DEWEY: Biochem. biophys. Res. Commun. **12**, 473 (1963).

ADAMS, G. E., und M. S. COOKE: Int. J. Radiat. Biol. **15**, 457 (1969).

ANDREWS, J. R., und R. J. BERRY: Radiat. Res. **16**, 76 (1972).

ALPER, T., und P. HOWARD-FLANDERS: Nature/London **178**, 979 (1956).

ALPER, T.: Brit. J. Radiol. **36**, 97 (1963).

BADIB, A. D., und J. H. WEBSTER: Acta radiol. Ther. Phys. Biol. **8**, 247 (1969).

BALMUCHANOV, S. B.: Vortrag auf dem Allunions-Symposium über Stahlenempfindlichkeit, Mai 1972, Alma-Ata, UdSSR.

BARENDSEN, G. W.: Europ. J. Cancer **7**, 181 (1971).

BERGSJØ, P., und P. KOLSTAD: Scand. J. clin. Lab. Invest. **22** (1968), Suppl. No. 106, pp. 167—171.

BERRY, R. J.: Amer. J. Roentg. **102**, 509 (1968).

BERRY, R. J.: Europ. J. Cancer **7**, 145 (1971).

BEWLEY, D. K.: Europ. J. Cancer **7**, 99 (1971).

BEWLEY, D. K.: Brit. Med. Bull. **29**, 7 (1973).

BEWLEY, D. K.: Introduction to the discussion on sources of high-LET radiation for radiotherapy. Vortrag, 2. Meeting on Fundamental and Practical Aspects of the Application of Fast Neutrons in Clinical Radiotherapy, 3.—5. 10. 1973 in Den Haag, Niederlande.

VAN DEN BRENK, H. A. S., R. C. KERR, J. P. MADIGAN, N. M. CASS und W. RICHTER: Amer. J. Roentg. **96**, 760 (1966).

BREUR, K., und H. A. VAN PEPERZEEL: Europ. J. Cancer **7**, 199 (1971).

BROERSE, J. J., G. W. BARENDSEN und G. R. VAN KERSEN: Int. J. Radiat. Biol. **13**, 559 (1967).

BROERSE, J. J., G. W. BARENDSEN, G. FRERIKS und L. M. VAN PUTTEN: Europ. J. Cancer **7**, 171 (1971).

BROERSE, J. J.: Review of RBE values of 15 MeV neutrons for effects on normal tissue. Vortrag, 2. Meeting on Fundamental and Practical Aspects of the Application of Fast Neutrons in Clinical Radiotherapy, 3.—5. 10. 1973 in Den Haag, Niederlande.

CADE, I. S., und J. B. McEWEN: Cancer N. Y. **20**, 817 (1967).

CATTERALL, M.: Europ. J. Cancer **7**, 227 (1971).

CHURCHILL-DAVIDSON, I., C. SANGER und R. H. THOMLINSON: Lancet **1**, 1091 (1955).

CLIFTON, K. H., R. C. BRIGGS und H. B. STONE: J. Nat. Cancer Inst. **36**, 965 (1966).

CRABTREE, H. G., und W. CRAMER: In: Eleventh scientific report on the investigation of The Imperial Cancer Research Fund, (1934), Taylor & Francis, London, pp. 89—101.

DENEKAMP, J., und B. D. MICHAEL: Nature New Biol. **239**, 21 (1972).

DENEKAMP, J.: Effects on normal tissues after fractionated neutron and X-irradiation. Vortrag, 2. Meeting on Fundamental and Practical Aspects of the Application of Fast Neutrons in Clinical Radiotherapy, 3.—5. 10. 1973 in Den Haag, Niederlande.

DESCHNER, E. E., und L. H. GRAY: Radiat. Res. **11**, 115 (1959).

DUNCAN, W., D. GREENE, und D. MAJOR: Europ. J. Cancer **7**, 129 (1971).

DUNCAN, W.: Registration of clinical data and criteria for selection of patients for fast-neutron trials. Vortrag, 2. Meeting on Fundamental and Practical Aspects of the Application of Fast Neutrons in Clinical Radiotherapy, 3.—5. 10. 1973 in Den Haag, Niederlande.

ELKIND, M. M., R. W. SWAIN, T. ALESCIO, H. SUTTON, und W. B. MOSES: Oxygen, nitrogen, recovery, and radiation therapy, in Cellular Radiation Biology. Baltimore, Williams & Wilkins Co., (1965), pp. 442—461.

ELLIS, F.: Brit. J. Radiol. **35**, 506 (1962).

EVANS, N. T. S., und P. F. D. NAYLOR: Brit. J. Radiol. **36**, 418 (1963).

FIELD, S. B.: Radiology **93**, 915 (1969).

FIELD, S. B., und S. HORNSEY: Europ. J. Cancer **7**, 161 (1971).

FIELD, S. B.: Review of RBE values of cyclotron neutrons for effects on normal tissues. Vortrag, 2. Meeting on Fundamental and Practical Aspects of the Application of Fast Neutrons in Clinical Radiotherapy, 3.—5. 10. 1973 in Den Haag, Niederlande.

FLETCHER, G.: Clinical experience with fast neutrons at the M. D. Anderson Hospital at Houston. Vortrag, 2. Meeting on Fundamental and Practical Aspects of the Application of Fast Neutrons in Clinical Radiotherapy, 3.—5. 10. 1973 in Den Haag, Niederlande.

FOWLER, J. F.: In: Modern Trends in Radiotherapy 1 (1967), pp. 145—170, Edit. Th. J. Deeley and C. A. P. Wood, Butterworths London.

FOWLER, J. F.: The influence of the fractionation regime on the RBE for effects on tumours irradiated with fast neutrons. Vortrag, 2. Meeting on Fundamental and Practical Aspects of the Application of Fast Neutrons in Clinical Radiotherapy, 3.—5. 10. 1973 in Den Haag, Niederlande.

FRIEDNAN, M., und J. F. DALY: Amer. J. Roentg. **90**, 246 (1963).

GOODMAN, L. H.: Introduction to the discussion on fast-neutron dosimetry. Vortrag, 2. Meeting on Fundamental and Practical Aspects of the Application of Fast Neutrons in Clinical Radiotherapy, 3.—5. 10. 1973 in Den Haag, Niederlande.

GRAY, L. H., A. D. CONGER, M. EBERT, S. HORNSEY und O. C. A. SCOTT: Brit. J. Radiol. **26**, 638 (1953).

GREENE, D., und D. MAJOR: Europ. J. Cancer **7**, 121 (1971).

HALL, E. J., und J. S. BEDFORD: Radiat. Res. **22**, 305 (1964).

HALL, E. J.: Radiobiology for the Radiologist. Harper & Row, Publishers, Inc., Hagerstown Maryland 1973.

HALL, E. J.: RBE and OER values as a function of neutron energy and dose rate. Vortrag, 2. Meeting on Fundamental and Practical Aspects of the Application of Fast Neutrons in Clinical Radiotherapy, 3.—5. 10. 1973 in Den Haag, Niederlande.

HELD, F.: persönl. Mitteilung (1973).

HENK, J. M., P. B. KUNKLER, N. K. SHAH, C. W. SMITH, W. H. SUTHERLAND und S. B. WASSIF: Clin. Radiol. **21**, 223 (1970).

HETZEL, F. W., J. KRUUV, H. E. FREY und C. J. KOCH: Radiat. Res. **56**, 460 (1973).

HEWITT, H. B., und C. W. WILSON: Ann. N. Y. Acad. Sci. **95**, 818 (1961).

HEWITT, H. B., D. P. S. CHAN und E. R. BLAKE: Int. J. Radiat. Biol. **12**, 535 (1967).

HILL, R. P., R. S. BUSH und P. YOUNG: Brit. J. Radiol. **44**, 299 (1971).

HOWES, A. E.: Brit. J. Radiol. **42**, 441 (1969).

HURLEY, R. A., W. RICHTER und L. TORRENS: Brit. J. Radiol. **45**, 98 (1972).

JOHNSON, R. J. R.: Radiology **98**, 177 (1971).

KALLMAN, R. F., L. J. JARDINE und C. W. JOHNSON: J. Nat. Cancer Inst. **44**, 369 (1970).

KALLMAN, R. F.: Radiology **105**, 135 (1972).

KAPLAN, H. S.: The relative importance of anoxic cells for the radiotherapy of human tumours in comparison with other factors. Vortrag, 2. Meeting on Fundamental and Practical Aspects of the Application of Fast Neutrons in Clinical Radiotherapy, 3.—5. 10. 1973 in Den Haag, Niederlande.

KRISHNAMURTHI, S., V. SHANTA und M. K. NAIR: Cancer N. Y. **20**, 822 (1967).

KOLSTAD, P.: Vascularization, oxygen tension, and radiocurability in cancer of the cervix: a colpophotographic, polarographic, and clinical study. Universitetsforlaget, Oslo & London (1964).

LINDBERG, R. D., G. H. FLETCHER und J. B. CADERAO: Present status of high pressure oxygen radiotherapy. Vortrag, XIII. International Congress of Radiology, 15.—20. 10. 1973 in Madrid, Spanien.

MAGDON, E.: Der strahlenbiologische Sauerstoffeffekt und seine Anwendungsmöglichkeiten in der Strahlentherapie. Vortrag, Kolloquium 5. 1. 1970, Med. Fak. d. Univ. Rostock.

MAGDON, E., S. MATSCHKE, H. ABEL, K. REGEL und K. MERKLE: Physikalische und biologische Untersuchungen zur Einführung der Strahlentherapie mit schnellen Neutronen. Vortrag, Allunions-Symposium über Strahlenempfindlichkeit Mai 1972 in Alma-Ata, UdSSR.

MAGDON, E., und G. WINTERFELD: Untersuchungen zum Anteil nicht proliferierender und hypoxischer Zellen in menschlichen Bronchialkarzinomen und ihre Bedeutung für die Strahlentherapie mit schnellen Neutronen. Vortrag, Kolloquium der Abteilung Klinische Strahlenbiologie und Experimentelle Strahlentherapie, 13. 12. 1973.

MALLAMS, J. T., J. W. FINNEY und G. A. BALLA: Sth. med. J. Birmingham, Ala, 55, 230 (1962).

MITCHELL, J. S., D. BRINKLEY und J. L. HAYBITTLE: Acta radiol. Ther. Phys. Biol. 3, 329 (1965).

MÖSE, J. R., und M. G. MÖSE: Cancer Res. 24, 212 (1964).

MORGAN, R. L.: In: Modern Trends in Radiotherapy 1 (1967), pp. 171—186, Edit. Th. J. Deeley and C. A. P. Wood, Butterworths London.

NORITOSHI und WATANABE: Vortrag, XII. International Congress of Radiology, 1969, Tokyo Japan.

PARNELL, C. J.: Depth-dose characteristics and beam profile properties of cyclotron-produced neutron beams. Vortrag, 2. Meeting on Fundamental and Practical Aspects of the Application of Fast Neutrons in Clinical Radiotherapy, 3.—5. 10. 1973 in Den Haag, Niederlande.

VAN PEPERZEEL, H. A.: Results of irradiation of pulmonary metastases in patients with 15 MeV neutrons. Vortrag, 2. Meeting on Fundamental and Practical Aspects of the Application of Fast Neutrons in Clinical Radiotherapy, 3.—5. 10. 1973 in Den Haag, Niederlande.

PIERQUIN, B.: J. Radiol. Elektrol. Méd. nucl. 51, 533 (1970).

PHILLIPS, T. L.: Comparison of RBE values of fast neutrons for damage to an experimental carcinoma and some normal tissues. Vortrag, 2. Meeting on Fundamental and Practical Aspects of the Application of Fast Neutrons in Clinical Radiotherapy, 3.—5. 10. 1973 in Den Haag, Niederlande.

PLENK, H. P.: Amer. J. Roentg. 114, 152 (1972).

POWERS, W. E., und L. J. TOLMACH: Nature 197, 710 (1963).

VAN PUTTEN, L. M.: Europ. J. Cancer 4, 173 (1968).

VAN PUTTEN, L. M., und R. F. KALLMAN: J. Nat. Cancer Inst. 40, 441 (1968).

VAN PUTTEN, L. M., P. LELIEVELD und J. J. BROERSE: Europ. J. Cancer 7, 153 (1971).

REINHOLD, H. S.: Europ. J. Cancer 2, 33 (1966).

ROSSI, H. H.: Europ. J. Cancer 7, 115 (1971).

ROSSI, H. H.: Summary of main problems in neutron dosimetry and recommendations for future developments. Vortrag, 2. Meeting on Fundamental and Practical Aspects of the Application of Fast Neutrons in Clinical Radiotherapy, 3.—5. 10. 1973 in Den Haag, Niederlande.

RUBIN: Vortrag, XII. International Congress of Radiology, 1969 Tokyo, Japan.

DU SAULT, L. A.: Brit. J. Radiol. 36, 749 (1963).

SCANLON, P. W.: Front. Radiat. Ther. Oncol. 3, 195 (1968).

Schneeweiss, U., und E.-M. Fabricius: Arch. Geschwulstforsch. **35**, 1 (1970).

Schröder, E., und E. Magdon: Sedimentationsanalytische Untersuchungen zur Wirkung schneller Neutronen auf die DNS, Vorliegender Bericht zu „Grundlagen der Neutronentherapie" (1974) im Druck.

Sheline, G. E., T. L. Phillips, S. B. Field, J. T. Brennan und A. Raventos: Amer. J. Roentg. **111**, 31 (1971).

Stone, R. S., J. H. Lawrence und P. C. Aebersold: Radiology **35**, 322 (1940).

Suit, H. D., und M. Maeda: J. Nat. Cancer Inst. **39**, 639 (1967).

Suit, H., und R. Lindberg: Amer. J. Roentg. **102**, 27 (1968).

Thomlinson, R. H., und L. H. Gray: Brit. J. Cancer 9, 539 (1955).

Thomlinson, R. H.: In: Modern Trends in Radiotherapy 1, p. 53 (1967). Edit. Th. J. Deeley and C. A. P. Wood, Butterworths London.

Thomlinson, R. H.: Reoxygenation as a function of tumor size and histopathological type, In: Proceedings of the Carmel Conference on Time and Dose Relationships in Radiation Biology as Applied to Radiotherapy, BNL Report 50203 (C-57, 1969).

Thomlinson, R. H.: Europ. J. Cancer 7, 139 (1971).

Tsunemoto, H., Y. Umegaki, M. Urano, Y. Kutsutani, T. Inada und T. Hiraoka: Fraction size in radiobiology and radiotherapy, Edit. T. Sugahara, L. Révész, O. C. A. Scott, Igaku Shoin Ltd., Tokyo 1973, pp. 104—118.

Wambersie, A.: The importance of repair and repopulation for effects on normal tissues after fractionated X-irradiation. Vortrag, 2. Meeting on Fundamental and Practical Aspects of the Application of Fast Neutrons in Clinical Radiotherapy 3.—5. 10. 1973 in Den Haag Niederlande.

Withers, H. R.: Response of intestinal crypt cells to fractionated irradiation. Vortrag, 2. Meeting on Fundamental and Practical Aspects of the Application of Fast Neutrons in Clinical Radiotherapy 3.—5. 10. 1973 in Den Haag, Niederlande.

Wright, E. A., G. M. Hahn und R. E. Steele: Amer. J. Roentg. **96**, 749 (1966).

KERNPHYSIKALISCHE GRUNDLAGEN
UND DOSIMETRIE

Das Rossendorfer Zyklotron als Quelle schneller Neutronen für therapeutische Anwendungen

R. Weibrecht

Zentralinstitut für Kernforschung der Akademie der Wissenschaften der DDR.

1. Einleitung

Für die Neutronentherapie müssen an die Neutronenquellen ganz spezielle Anforderungen gestellt werden. Zur Erreichung der notwendigen Eindringtiefe ist es erforderlich, daß die Energie der Neutronen größer als 5 MeV ist. In diesem Zusammenhang ist auch wünschenswert, daß diese Neutronen eine möglichst einheitliche Energie besitzen. Außerdem muß der Neutronenfluß möglichst hoch sein, um die notwendige Dosis von einigen hundert rem pro Bestrahlung in einer sowohl für den Patienten als auch hinsichtlich der Ökonomie vertretbaren Zeit zu erhalten. Im Interesse einheitlicher Bestrahlungsbedingungen sollen alle Parameter gut reproduzierbar und die Neutronenintensität konstant sein. Und schließlich soll als letzte Forderung erwähnt werden, daß der Untergrund an Gamma-Strahlung praktisch null sein sollte.

2. Möglichkeiten zur Erzeugung schneller Neutronen

Die kernphysikalische Technik ist heute in der Lage, mit Hilfe einer Reihe von Methoden schnelle Neutronen zu erzeugen. Die bekanntesten und am weitesten verbreiteten sind in Tabelle 1 mit Angabe der Neutronenausbeute dargestellt.

Bei den ersten drei angeführten Kernreaktionen werden die schnellen Neutronen durch die Kopplung von radioaktiven Nukliden mit neutronenemittierenden Substanzen bzw. durch Nutzung der spontanen Spaltung und der damit verbundenen Emission von Neutronen erzeugt.

Sowohl die (α, n)- als auch die (γ, n)-Quellen haben den Nachteil, daß die Neutronenausbeute relativ klein ist. Außerdem tritt genauso wie bei der spontanen Spaltung von Cf-252 ein hoher γ-Untergrund auf. Gegen die Nutzung der letztgenannten Methode spricht zusätzlich, daß die mittlere Energie der Spaltneutronen etwa 1 MeV beträgt und damit entsprechend den Anforderungen zu niedrig ist.

Höhere Neutronenausbeuten werden mit Hilfe von Kernreaktionen erhalten, welche durch beschleunigte Ionen ausgelöst werden. Bevorzugt als Geschoßteilchen werden Deuteronen, da sie sowohl hinsichtlich der Energie der emittierten Neutronen als auch deren räumliche Verteilung bessere Werte ergeben als beispielsweise Protonen. Als Beschleuniger dienen im niederen Energiebereich Kaskadengeneratoren sowie spezielle Neutronengeneratoren und für höhere Energien bevorzugt Zyklotrons. In allen Fällen ist der γ-Untergrund sehr klein.

Tabelle 1. Neutronenausbeuten N von Kernreaktionen
E_d = Deuteronenenergie

Kernreaktion	Quelle	$N[n \, \text{sec}^{-1}]$
(α, n)	Ra-Be, Po-Be	$\approx 10^6$ pro Ci
	Am-Be u. a.	
(γ, n)	Na-Be, Na-D$_2$O u. a.	$\approx 10^5$ pro Ci
spontane Spaltung	^{252}Cf	$5 \cdot 10^7$ pro Ci
$D(d, n) \, ^3$He	$E_d = 1$ MeV	$7 \cdot 10^7$ pro μA
$T(d, n) \, ^4$He	$E_d = 0{,}5$ MeV	$1{,}5 \cdot 10^8$ pro μA
^{9}Be$(d, n) \, ^{10}$B	$E_d = 13{,}5$ MeV	$7 \cdot 10^{10}$ pro μA

Schlußfolgernd aus den genannten Tatsachen ergibt sich, daß trotz Beachtung des notwendigen technischen Aufwands als Quelle für schnelle Neutronen für therapeutische Zwecke die Nutzung von (d, n)-Reaktionen zweckmäßig ist. Im folgenden werden derartige Reaktionen eingehender diskutiert.

3. Erzeugung schneller Neutronen aus (d, n)-Reaktionen

Prinzipiell werden bei jeder Kernreaktion schnelle Neutronen erzeugt. Den größten Wirkungsquerschnitt für die Neutronenproduktion mit Hilfe von Deuteronen haben leichte Elemente. Als Targets werden Deuterium, Tritium und Beryllium, vereinzelt auch Lithium, verwendet. Bei niedrigen Energien der Deuteronen nimmt der Wirkungsquerschnitt für die Erzeugung von Neutronen exponentiell mit der Energie entsprechend der Durchdringungswahrscheinlichkeit der Potentialschwelle zu. Oberhalb der Potentialschwelle erreicht dieser Wirkungsquerschnitt einen Maximalwert und nimmt mit weiter steigender Energie ungefähr umgekehrt proportional zur Geschwindigkeit der Deuteronen ab.

Andererseits wächst die Neutronenausbeute aus einem dicken Target mit steigender Energie. Die Ursache hierfür ist die zunehmende Durchdringungstiefe mit zunehmender Partikelreichweite. Da die letztgenannte überschlägig mit $E^{3/2}$ zunimmt, wächst die Gesamtausbeute auch bei Energien weit höher als die Potentialschwelle näherungsweise mit der gleichen Funktion an.

Nach diesen allgemeinen Bemerkungen sollen in Verbindung mit Tabelle 2 die drei wichtigsten Kernreaktionen zur Erzeugung schneller Neutronen betrachtet werden. In dieser Tabelle sind die Energietönung der Reaktion (positiv = frei werdende Energie) sowie die berechneten maximalen Energien der Neutronen in Vorwärtsrichtung für die Deuteronenenergien 0,1 MeV (Neutronengenerator) und 13,5 MeV (Zyklotron U-120) angegeben.

Die Reaktion mit dem größten Q-Wert, d. h. der höchsten Energietönung, ist $T(d, n) \, ^4$He. Der Wirkungsquerschnitt für diese Reaktion hat bei $E_d \approx 120$ keV sein Maximum, bei 13,5 MeV beträgt derselbe noch etwa 1% dieses Wertes. Bevorzugt wird diese Reaktion in Neutronengeneratoren genutzt [3], [4]. Sie zeichnet sich dadurch aus, daß die Energie der emittierten Neutronen recht einheitlich ist und bei der Verwendung von Neutronengeneratoren bei 14 MeV liegt. — Probleme treten hinsichtlich der Targetkühlung sowie der Einschußfenster (Hochdruck!) auf, die speziell den Einsatz an Zyklotrons erschweren.

Tabelle 2. Energietönung Q und maximale Neutronenenergie in Vorwärtsrichtung E_{no} für Kernreaktionen zur Erzeugung schneller Neutronen
E_d = Deuteronenenergie
E_{no} = berechnet nach [2]

Kernreaktion	Q [MeV] [1]	E_{no} [MeV] für $E_d = 0{,}1$ MeV	E_{no} [MeV] für $E_d = 13{,}5$ MeV
$T(d, n)\ ^4$He	17,58	14,8	31,0
$^9Be(d, n)\ ^{10}B$	4,36	4,2	17,8
	3,56	3,5	16,9
	2,59	2,6	15,9
	2,15	2,2	15,5
	0,71	0,8	14,0
$D(d, n)\ ^4$He	3,27	2,9	16,3

An Zyklotrons wird bisher im überwiegenden Maße die Reaktion ^{9}Be $(d, n)\ ^{10}$B zur Erzeugung schneller Neutronen genutzt.
Allerdings zeigen die emittierten Neutronen eine breite Energieverteilung, die nach langsameren Neutronen tendiert. Bei einer Deuteronenenergie $E_d = 13{,}5$ MeV beträgt der Mittelwert für die Neutronenenergie $E_n = 6{,}2$ MeV. Neben der Verwendung dicker Targets und der damit verbundenen Energiestreuung ist die Ursache hierfür, daß ein angeregter Borkern in verschiedenen Energiezuständen zurückbleibt. Das ist auch aus den verschiedenen Q-Werten in Tabelle 2 zu ersehen.
Die Reaktion D $(d, n)\ ^3$He ist diejenige mit dem niedrigsten Q-Wert und damit auch mit der niedrigsten maximalen Neutronenenergie. Die Energie der Neutronen ist jedoch relativ homogen, so daß deren mittlere Energie höher liegt als bei der vorher diskutierten Reaktion. Deuteriumtargets werden ebenso wie solche aus Tritium in Neutronengeneratoren verwendet. Allerdings liegt deren Neutronenenergie bei der Verwendung von Deuterium für therapeutische Zwecke zu niedrig. Beim Einsatz an Zyklotrons sind abgesehen vom Strahlenschutz (Tritium ist radioaktiv) die gleichen Probleme wie bei Tritiumtargets zu beachten.
Abschließend sind für die genannten drei Reaktionen in Tabelle 3 die berechneten Abhängigkeiten der mittleren Neutronenenergie, des Neutronenflusses und der Dosisrate von der Deuteronenenergie nach [5] zu ersehen. Es zeigt sich, daß die Verwendung von Tritiumtargets sowohl hinsichtlich der Energie als auch des Neutronenflusses und der Dosisrate optimal ist.

Tabelle 3. Berechnete Abhängigkeit der mittleren Neutronenenergie E_n, des Neutronenflusses bei 100 cm $\varnothing_{100}$ und der Dosisrate bei 100 cm D_{100} von der Deuteronenenergie E_d für Kernreaktionen zur Erzeugung schneller Neutronen [5]

Kernreaktion	E_d [MeV]	E_n [MeV]	$\varnothing_{100}$ [n cm^{-2} sec^{-1}] pro 100 µA	D_{100} [rad/min]
$D(d, n)\,^3\text{He}$	8	8,24	$7,5 \cdot 10^7$	22
	10	9,10	$1,2 \cdot 10^8$	37
	12	9,52	$2,1 \cdot 10^8$	68
	16	11,30	$5,2 \cdot 10^8$	182
$T(d, n)\,^4\text{He}$	8	14,80	$4,9 \cdot 10^7$	22
	10	13,30	$1,1 \cdot 10^8$	40
	12	12,60	$2,0 \cdot 10^8$	71
	16	12,30	$5,2 \cdot 10^8$	188
$^9\text{Be}(d, n)\,^{10}B$	8	3,00	$8,3 \cdot 10^7$	18
	10	4,30	$1,0 \cdot 10^8$	25
	12	5,50	$1,4 \cdot 10^8$	36
	16	7,50	$2,46 \cdot 10^8$	70

4. Erzeugung schneller Neutronen mit dem Zyklotron U-120

Für die therapeutischen Bestrahlungen im ZfK Rossendorf wurden die schnellen Neutronen mit Hilfe des Zyklotrons U-120 erzeugt. Hierbei wurde die (d, n)-Reaktion an einem 4 mm dicken Berylliumtarget genutzt.

Der Beschleuniger ist ein Festfrequenzzyklotron klassischer Bauart [6]. Er wurde auf Grund eines Abkommens zwischen den Regierungen der UdSSR und der DDR über die Unterstützung der DDR bei der Entwicklung der Kernforschung von der Sowjetunion geliefert und ist seit 1. August 1958 in Betrieb.

Das Zyklotron U-120 hat einen Polschuhdurchmesser von 120 cm. Im Routinebetrieb beträgt die magnetische Feldstärke etwa 14,5 kG und die Frequenz der Duantenspannung 11 MHz. Mit dem Zyklotron werden Wasserstoffmolekülionen und Deuteronen auf eine Energie von 13,5 MeV und α-Partikeln auf eine Energie von 27 MeV beschleunigt. Diese Endenergie läßt sich nur relativ geringfügig variieren. Mit Hilfe eines elektrostatischen Deflektors werden die Ionen aus dem Zyklotron ausgeführt, wobei der Endradius der Beschleunigung 52,5 cm beträgt. Durch ein Strahlführungssystem bestehend aus elektromagnetischen Linsen und Ablenkmagnet gelangen die Ionen zum Experimentiertarget, das im vorliegenden Fall aus einer Berylliumscheibe von 4 mm Dicke und 21 mm Durchmesser besteht. Der ausgeführte Deuteronenstrahl besitzt eine Intensität von 50 µA und mehr. Die Energiebreite wurde zu 0,6% bestimmt.

Für die Bestrahlungsexperimente wurden Deuteronen auf die Nominalenergie von 13,5 MeV beschleunigt. Die Strahlstromstärke am Target betrug 40 µA. Das bedeutet eine Neutronenausbeute von $1,3 \cdot 10^{12}$ n/sec, die bevorzugt in Vorwärtsrichtung emittiert werden. Das bedeutet gleichzeitig eine Leistungsaufnahme des Targets in Höhe von 540 Watt auf einer effektiven Fläche von etwa 75 mm². Zum Abführen dieser Leistung wird das Berylliumtarget intensiv mit Wasser gekühlt.

Alle Werte sind gut reproduzierbar. Die Abweichungen in verschiedenen Meß-perioden betragen nur wenige Prozent. Der Gamma-Untergrund beträgt nur etwa 1% der Neutronendosis. Damit ist bewiesen, daß sich das Zyklotron U-120 sehr gut für kontrollierte Neutronenbestrahlungen eignet.

Literaturverzeichnis

[1] KUNZ, W., und J. SCHINTLMEISTER: Tabellen der Atomkerne, Teil II Kernreaktionen, Berlin 1965.
[2] EVANS, R. D.: The Atomic Nucleus, New York 1955.
[3] REIFENSCHWEILER, O.: First Symposium on Neutron Dosimetry in Biology and Medicine, Neuherberg/München 1972.
[4] OFFERMANN, B. P.: First Symposium on Neutron Dosimetry in Biology and Medicine, Neuherberg/München 1972.
[5] BATRA, G. J., D. K. BEWLEY und M. A. CHAUDHRI: Nuc. Instr. and Meth. **100**, 135 (1972).
[6] ALEKSEEV, A. G. u. a.: Atomnaja Energija **7**, 148 (1959); (deutsche Übersetzung in: Kernenergie **3**, 456 (1960).

Bestimmung der Dosiskomponenten im Neutronen-Gamma-Strahlungsfeld für die Neutronentherapie

K. Regel

Zentralinstitut für Molekularbiologie der Akademie der Wissenschaften der DDR

In den vorangestellten Beiträgen ist dargelegt worden, welche Vorteile die Neutronentherapie gegenüber der konventionellen Strahlentherapie bringen könnte und wodurch diese Vorteile verursacht werden.

Physikalische Ursache für die höhere biologische Wirksamkeit schneller Neutronen gegenüber Strahlung mit geringerer LET ist die höhere Ionisationsdichte der von den Neutronen ausgelösten Sekundärteilchen gegenüber den Ionisationsdichten der schnellen Elektronen des Betatrons bzw. der Sekundarien von ^{60}Co-γ Strahlung. In diesem Beitrag wird einleitend die Strahlenqualität der verwendeten Neutronenstrahlung genauer charakterisiert und anschließend etwas ausführlicher die Bestimmung der Dosis-Komponenten im Neutronen-Gamma-Strahlungsfeld besprochen.

1. Präzisierung der Strahlenqualität

Als Neutronenquelle wird die Kernreaktion

$$Be^9(d, n) B^{10}$$

verwendet.

Deuteronen mit einer Energie von 13,5 MeV werden auf ein dickes Be-Target geschossen und erzeugen schnelle Neutronen mit einer breiten Energieverteilung. Die Energieverteilung der in Vorwärtsrichtung emittierten Neutronen ist in Abbildung 1 angegeben.

Aus dieser Energieverteilung wurde die first-collision-dose für Gewebe als Funktion der Neutronenenergie berechnet und in Abbildung 2 dargestellt.

Die mittlere Neutronenenergie ergibt sich daraus zu

$$E_{nD} = 6,2 \text{ MeV}.$$

Zur quantitativen Charakterisierung der Strahlenqualität oder der Ionisationsdichte wird in der Strahlenbiologie der Begriff Linear Energietransfer LET verwendet. Er ist definiert als Energieverlust eines ionisierenden Teilchens pro Weglänge

$$L = -\frac{dE}{dx}.$$

Die bei der Wechselwirkung von Neutronen mit Gewebe gebildeten Sekundär-teilchen (Rückstoßprotonen und Rückstoßkerne des Kohlenstoffs, des Sauerstoffs und des Stickstoffs) besitzen LET-Werte zwischen 3 und 1000 keV/µm. Für die durch 6 MeV-Neutronen in Gewebe ausgelösten Sekundärteilchen ist die berech-

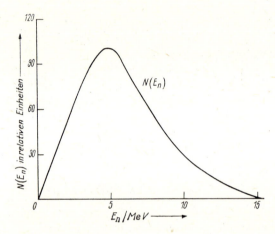

Abb. 1. Verteilung der Zahl N der in Vorwärtsrichtung emittierten Neutronen als Funktion ihrer Energie E_n. Kernreaktion: $Be^9(d, n)\ B^{10}$ mit $E_d = 13{,}5$ MeV

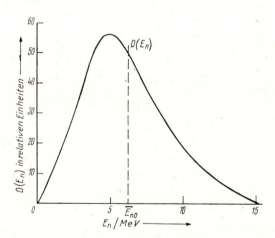

Abb. 2. Verteilung der von Neutronen an Gewebe übertragenen Dosis D als Funktion der Neutronenenergie E_n. Kernreaktion: $Be^9(d, n)\ B^{10}$ mit $E_d = 13{,}5$ MeV

nete LET-Verteilung der Dosisanteile in Abbildung 3 doppelt logarithmisch dargestellt. Für die Berechnung dieser Verteilung ist Sekundärteilchengleichgewicht vorausgesetzt worden.

Aus der Darstellung ist ersichtlich, daß der größte Teil der Gesamtdosis — etwa 90% — im LET-Bereich zwischen 3 und 100 keV/µm abgegeben wird.

Ein grober summarischer Vergleich der Strahlenqualität der zur konventionellen Therapie verwendeten Strahlungen mit der Strahlenqualität schneller Neutronen ist auf der Grundlage von LET-Mittelwerten möglich.

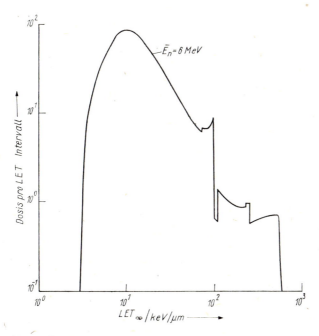

Abb. 3. Dosis-LET-Verteilung der von Neutronen ($E_{nD} = 6$ MeV) in Gewebe ausgelösten Sekundärteilchen (nach BEWLEY)

Von ABEL, REGEL u. a. [1] wurde eine Methode der experimentellen Bestimmung von LET-Mittelwerten mit dem Gewichtsfaktor der Spurlänge L_T ausgearbeitet. Mit dieser Meßmethode wurden für ^{60}Co-γ-Strahlung $L_T = 0{,}28$ keV/µm und für die verwendeten Neutronen $L_T = 21$ keV-µm erhalten.

Das bedeutet, die Dichte der Ionisationen längs der von beiden Strahlungen ausgelösten Sekundärteilchen unterscheidet sich im Mittel fast um den Faktor 100.

33

2. Bestimmung der Dosiskomponenten im Neutronen-Gamma-Strahlungsfeld für die Neutronentherapie

2.1. Vorbemerkungen

Neutronenstrahlungsquellen emittieren immer gleichzeitig, auch γ-Strahlung. Bei der oben genannten Kernreaktion ist zwar der Dosisanteil der gleichzeitig erzeugten γ-Strahlung gering ($\approx 5\%$), dazu kommt im Fall der Neutronentherapie jedoch eine zweite durch die Wechselwirkung der Neutronen mit Gewebe erzeugte γ-Strahlung. Beide γ-Komponenten zusammen sind gegenüber der Neutronenkomponente nicht vernachlässigbar.

In einer zweiten Vorbemerkung sei kurz — wenn auch nicht ganz exakt (s. Beiträge von H. ABEL und K. GÜNTHER) — auf die Notwendigkeit der getrennten Bestimmung der γ-Dosiskomponente D_γ und der n-Dosiskomponente D_n hingewiesen: zahlreiche strahlenbiologische Experimente haben gezeigt, daß der biologische Effekt E eines n-γ-Strahlengemisches auf Zellen und Organismen nicht eine Funktion der Summe beider Dosiskomponenten ist, sondern daß die n-Dosiskomponente mit einem um die Relative Biologische Wirksamkeit R erhöhten Gewicht zum Effekt beiträgt. Es gilt also grob

$$E = f(D_\gamma + R \cdot D_n),$$

wobei für R unter den Bedingungen der Neutronentherapie gilt

$$R \approx 3.$$

2.2. Methoden der Neutronendosimetrie

BEWLEY u. a. [2] haben folgende drei Methoden für die Bestimmung der Dosiskomponenten in n-γ-Strahlungsfeldern für die Neutronentherapie verwendet:

a) Ionisationsmethode unter Verwendung von zwei homogenen Ionisationskammern unterschiedlicher Neutronenempfindlichkeit. Für die Kombination einer (C_2H_2)-gefüllten Kammer aus CH-Masse mit einer CO_2-gefüllten Graphitkammer gibt BEWLEY einen Fehler von $\pm 12\%$ an.

b) Eine gewebeäquivalente Ionisationskammer, kombiniert mit einem neutronenunempfindlichen γ-Dosimeter.
Für die Kombination einer Äthylen-gefüllten Kammer aus Polyäthylen mit einer photographischen Emulsion wird ein Fehler von $\pm 5,5\%$ erhalten.

c) Ein gewebeäquivalentes Kalorimeter, kombiniert mit einem neutronenunempfindlichen γ-Dosimeter.
Für diese Methode wird ein Fehler von $\pm 4,8\%$ angegeben.

Für die Durchführung der Neutronentherapie am Zyklotron des ZfK Rossendorf wurde bisher die Dosierungsmethode a) angewendet. Die mit dieser Methode erhaltenen Werte wurden mit den Ergebnissen weiterer drei Dosierungsmethoden verglichen und Übereinstimmung innerhalb $\pm 10\%$ gefunden.

Im folgenden wird diese Dosierungsmethode im Detail erläutert, der Aufbau beider Ionisationskammern dargestellt und die drei weiteren Dosierungsmethoden skizziert, die zur Sicherung der Ergebnisse der Dosierungsmethode a) angewendet wurden.

2.3. Ionisationsmethode

Die Dosisbestimmung mit Ionisationskammern erfolgt nach dem BRAGG-GRAY-Prinzip.

Die im Kammerwandmaterial absorbierte Dosis D_W beträgt:

$$D_W = I \cdot W \cdot S_g{}^W. \tag{1}$$

Dabei bedeuten

I = die pro g effektiven Kammergases gebildete Zahl von Ionenpaaren
W = die mittlere Energie zur Bildung eines Ionenpaares
$S_g{}^W$ = Verhältnis der Massenbremsvermögen von Wandmaterial zu Kammergas. Für die hier verwendeten homogenen Ionisationskammern ist $S_g{}^W = 1$.

In gemischten Neutronen-Gammastrahlungsfeldern setzt sich die Gesamtionisation $I_{\gamma,n}$ aus der Summe der durch γ-Strahlung und durch schnelle Neutronen ausgelösten Ionisationen zusammen.

$$I_{\gamma,n} = I_\gamma + I_n. \tag{2}$$

Aus beiden Gleichungen zusammen ergibt sich

$$I_{\gamma,n} = \frac{1}{W_{g\gamma}} \cdot D_{W\gamma} + \frac{1}{W_{gn}} \cdot D_{Wn}. \tag{3}$$

Nun interessiert nicht die in Gl. (3) angegebene Relation zwischen der Ionisation und der in der Kammerwand absorbierten Dosis, sondern die Relation zwischen der Ionisation und den Gewebedosiskomponenten $D_{G\gamma}$ und D_{Gn}.

Diese Relation wird erhalten, indem die Summanden der Gl. (3) mit $D_{G\gamma}$ bzw. D_{Gn} erweitert werden.

$$I_{\gamma,n} = \frac{1}{W_{g\gamma}} \cdot \frac{D_{W\gamma}}{D_{G\gamma}} \cdot D_{G\gamma} + \frac{1}{W_{gn}} \cdot \frac{D_{Wn}}{D_{Gn}} \cdot D_{Gn}. \tag{4}$$

Die direkte experimentelle Bestimmung der Ionisation $I_{\gamma,n}$ ist in vielen Fällen schwierig, weil die effektive Gasmasse unbekannt ist.

Diese Schwierigkeit wird umgangen, indem eine Kalibrierung der Kammer mit einer bekannten Dosis einer Kalibrierungsstrahlung (Index k) — z. B. ^{60}Co-γ-Strahlung — durchgeführt wird.

Die Relation zwischen der von der ^{60}Co-γ-Kalibrierungsstrahlung ausgelösten Ionisation I_k und der Gewebedosis D_{Gk} ergibt sich aus Gl. (4) zu

$$I_k = \frac{1}{W_{gk}} \cdot \frac{D_{Wk}}{D_{Gk}} \cdot D_{Gk}. \tag{5}$$

Indem man die Gl. (4) durch die Gl. (5) dividiert, fällt die unbekannte Gasmasse heraus, und man erhält

$$\frac{I_{\gamma n}}{I_k} = \left(\frac{W_{gk}}{W_{g\gamma}} \frac{D_{Gk}}{D_{Wk}} \frac{D_{W\gamma}}{D_{G\gamma}} \right) \cdot \frac{D_{G\gamma}}{D_{Gk}} + \left(\frac{W_{gk}}{W_{gn}} \frac{D_{Gk}}{D_{Wk}} \frac{D_{Wn}}{D_{Gn}} \right) \cdot \frac{D_{Gn}}{D_{Gk}}. \tag{6}$$

Die Gl. (6) enthält zwei Unbekannte: $\dfrac{D_{G\gamma}}{D_{Gk}}$ und $\dfrac{D_{Gn}}{D_{Gk}}$.

Um beide Unbekannten zu bestimmen, muß eine zweite unabhängige Gleichung formuliert werden. Das bedeutet, mit einer zweiten Kammer, deren Neutronenempfindlichkeit sich deutlich von der Empfindlichkeit der ersten Kammer unterscheidet, muß am gleichen Ort die Ionisation $I_{2\gamma,n}$ gemessen werden.

Für die Ionisation in der Kammer 1 und in der Kammer 2 gelten entsprechend Gl. (6)

$$\frac{I_{1\gamma,n}}{I_{1k}} = \left(\frac{W_{g1k}}{W_{g1\gamma}} \frac{D_{Gk}}{D_{W1k}} \frac{D_{W1\gamma}}{D_{G\gamma}} \right) \cdot \frac{D_{G\gamma}}{D_{Gk}} + \left(\frac{W_{g1k}}{W_{g1n}} \frac{D_{Gk}}{D_{W1k}} \frac{D_{W1n}}{D_{Gn}} \right) \cdot \frac{D_{Gn}}{D_{Gk}},$$

$$\frac{I_{2\gamma,n}}{I_{2k}} = \left(\frac{W_{g2k}}{W_{g2\gamma}} \frac{D_{Gk}}{D_{W2k}} \frac{D_{W2\gamma}}{D_{G\gamma}} \right) \cdot \frac{D_{G\gamma}}{D_{Gk}} + \left(\frac{W_{g2k}}{W_{g2n}} \frac{D_{Gk}}{D_{W2k}} \frac{D_{W2n}}{D_{Gn}} \right) \cdot \frac{D_{Gn}}{D_{Gk}}. \tag{7}$$

Aus diesen beiden Gleichungen lassen sich die gesuchten Gewebedosiskomponenten $\dfrac{D_{G\gamma}}{D_{Gk}}$ und $\dfrac{D_{Gn}}{D_{Gk}}$ bestimmen, vorausgesetzt, die zahlreichen in Klammern stehenden Parameter sind energieunabhängig und bekannt.

Das wesentlichste Ziel der Konstruktion und der Kalibrierung der Ionisationskammern ist es, Energieunabhängigkeit dieser Parameter zu erreichen.

2.4. *Aufbau und Kalibrierung der Ionisationskammern*

Der Aufbau beider Ionisationskammern ist in Abbildung 4 als Halbschnitt dargestellt. Beide Ionisationskammern sind Kugelkammern mit einem Außendurchmesser von 17 mm und werden im Gasdurchfluß betrieben.

Das Wandmaterial der Kammer 1 ist Polyäthylen und als Kammergas wird Äthylen verwendet. Die Kammer 2 besteht aus Graphit und wird von CO_2 durchflossen.

Der Kammeranschluß ist so gestaltet, daß die industriell hergestellten Spezialkabel für die Kugelkammern VA-K-253 als Kammerkabel und das Röntgen-

36

Gamma-Dosimeter VA-J-18 des VEB Meßelektronik, Dresden, als Meßgerät verwendet werden können.

Die Kammern werden im Gasdurchfluß betrieben, weil bei dünnwandigen abgeschlossenen Kammern dieser Größe aus Polyäthylen oder Graphit die Gasfüllung über Wochen nicht konstant gehalten werden kann. Die Füllgase diffundieren durch die Kammerwand bzw. werden im Laufe der Zeit von der Kammerwand absorbiert. Jedes der beiden Kammergase tritt aus einer Hochdruckflasche über ein Reduzierventil und einen 3 mm starken, fest mit dem Kammerkabel verbundenen Schlauch in die Kammer ein und von dort frei in Luft aus. Die Gasdurchflußmenge wird durch den gegenüber dem Luftdruck erhöhten Gasdruck beim Eintritt in den Zuleitungsschlauch mit einem wassergefüllten U-Rohrmanometer angezeigt.

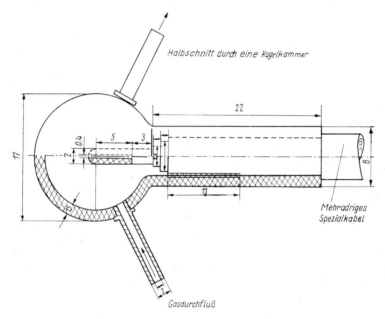

Abb. 4. Darstellung des Aufbaus beider Kugelkammern als Halbschnitt

Durch die Kugelform der Ionisationskammern wird Richtungsunabhängigkeit gewährleistet. Eine ausreichende elektrische Leitfähigkeit zwischen der Oberfläche der Elektroden der Polyäthylenkammer und den Anschlüssen des Spezialkabels wurde durch sehr dünne auf das Polyäthylen aufgeriebene Graphitschichten erreicht. Der insgesamt sehr leichte kugelsymmetrische Aufbau der Kammern stellt bei Messungen außerhalb und innerhalb des Phantoms nur eine geringfügige Störung des Strahlungsfeldes dar und gewährleistet hohe Meßgenauigkeit.

Von besonderer Bedeutung ist die Energieunabhängigkeit und die genaue Kenntnis der in Gl. (7) enthaltenen Parameter.

Im Rahmen dieser Darstellung kann nicht auf die Bestimmung der Größe und der Energieabhängigkeit all dieser Parameterverhältnisse eingegangen werden. Nachfolgend wird jedoch festgestellt, bei welchen Parametern die Energieabhängigkeit im interessierenden Energiebereich kleiner oder etwa genau so groß wie seine Fehlerbreite ist und damit unberücksichtigt bleibt und bei welchen Parametern die Energieabhängigkeit zu beachten ist. Klein sind die Energieabhängigkeiten für die vier Parameterverhältnisse der W-Werte und die zwei Dosisverhältnisse $\dfrac{D_{W\gamma}}{D_{G\gamma}}$. Bei der Kalibrierung mit ^{60}Co-γ-Strahlung sind darüber hinaus die zwei in Gl. (7) enthaltenen Parameter $\dfrac{D_{Gk}}{D_{Wk}}$ konstant.

Die stärkste Energieabhängigkeit aller Parameter weisen die Dosisverhältnisse $\dfrac{D_{W1n}}{D_{Gn}}$ und $\dfrac{D_{W2n}}{D_{Gn}}$ auf. Diese Energieabhängigkeiten sind in Abbildung 5 dargestellt. Für den speziellen Fall des in Abbildung 2 angegebenen primären Neutronenspektrums $D(E_n)$ ergeben sich folgende Werte für diese Parameter

$$\frac{D_{W1n}}{D_{Gn}} = 1{,}40 \quad \text{und} \quad \frac{D_{W2n}}{D_{Gn}} = 0{,}109 \, .$$

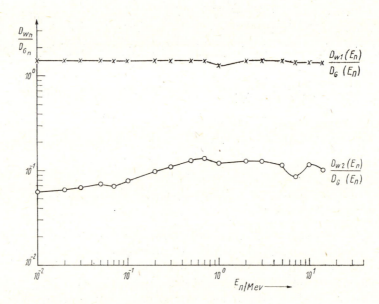

Abb. 5. Abhängigkeit des Verhältnisses der im Wandmaterial zu der im Gewebe absorbierten Dosis von der Neutronenenergie.

Wandmaterial $W1$ = Polyäthylen

Wandmaterial $W2$ = Graphit

Insgesamt ergibt sich für dieses Dosimetersystem dennoch eine geringe Energieabhängigkeit, weil die Energieabhängigkeit des Dosisverhältnisses $\frac{D_{Wn}}{D_{Gn}}$ für die Polyäthylenkammer bei breitem Spektrum im Bereich zwischen 100 keV und 10 MeV relativ unbedeutend ist und die entsprechende Abhängigkeit für die Graphitkammer nur mit dem Gewicht von etwa 10% in das Meßergebnis eingeht. Indem die Werte aller Parameterverhältnisse in die Gl. (7) eingesetzt werden, ergibt sich

$$\frac{I_{1\gamma n}}{I_{1k}} = \frac{D_{G\gamma}}{D_{Gk}} + 1{,}30\,\frac{D_{Gn}}{D_{Gk}},$$

$$\frac{I_{2\gamma n}}{I_{2k}} = \frac{D_{G\gamma}}{D_{Gk}} + 0{,}119\,\frac{D_{Gn}}{D_{Gk}}.$$

(8)

Die Kalibrierung der Kammern erfolgte im Strahlungsfeld einer Co60-Therapieanlage frei in Luft.

Bezogen auf eine Co60-γ-Freiluftdosis von $D_{Gk} = 1$ rd wurde bei Anschluß der Kammer 1 eine Anzeige von $I_{1k} = 1{,}34$ R und bei Anschluß der Kammer 2 eine Anzeige $I_{2k} = 1{,}73$ erhalten.

Das bedeutet, wenn die im n-γ-Feld erhaltenen Anzeigen $I_{1\gamma n}$ bzw. $I_{2\gamma n}$ durch die Werte 1,34 R bzw. 1,73 R dividiert werden, erhält man die Dosisanteile $D_{G\gamma}$ und D_{Gn} in rd. Aus Gl. (8) folgt somit

$$\frac{I_{1\gamma n}}{1{,}34\ \text{R}} = D_{G\gamma}/\text{rd} + 1{,}30\,D_{Gn}/\text{rd},$$

$$\frac{I_{2\gamma n}}{1{,}73\ \text{R}} = D_{G\gamma}/\text{rd} + 0{,}119\,D_{Gn}/\text{rd}.$$

(9)

Mit den auf diese Weise kalibrierten Kammern wurden die Tiefenverteilungen beider Dosiskomponenten im Phantom für verschieden große n-γ-Therapiefelder nach Gl. (9) bestimmt (s. Beitrag S. Matschke). Während der γ-Dosisanteil des n-γ-Therapiefeldes frei in Luft gemessen etwa 7% beträgt, steigt er bei Messungen im Phantom rasch auf etwa 15% an.

2.5.   *Vergleich mit den Ergebnissen unabhängiger Dosierungsmethoden*

Die einfachste, sicherste und genaueste Methode, ein Neutronendosimeter zu eichen, ist der Vergleich mit einem Standardneutronendosimeter. Derartiges gibt es in der DDR nicht und ist m. W. auch in den anderen sozialistischen Ländern nicht vorhanden. Von verschiedenen Autoren aus kapitalistischen Ländern wird die gewebeäquivalente Neutronenkammer von H. H. Rossi als Standard betrachtet. Ein Vergleich mit derartigen Standards war bisher nicht möglich.

Um die mit unseren Kammern erhaltenen Meßwerte zu sichern, mußten wir sie mit den Ergebnissen unabhängiger Dosierungsmethoden vergleichen. Dazu wurden folgende drei Methoden verwendet:

a) Die Bestimmung der Neutronendosis durch Aktivierungssonden.

b) Die Inaktivierung von Bakteriophagen.

c) Die Berechnung der Neutronendosis aus dem Deuteronenstrom.

Zur Methode a)

Zahlreiche Materialien werden von Neutronen aktiviert, die eine gewisse Schwellenenergie überschreiten. Einige dieser Materialien eignen sich zur Bestimmung der Dosis schneller Neutronen. Von uns wurde Schwefel als Sondenmaterial verwendet.
Neutronen, die die Energie 3 MeV überschreiten, erzeugen nach der Kernreaktion

$$S^{32}(n, p)\ P^{32}$$

eine Aktivität P^{32} in den Schwefelsonden.
P^{32} ist ein β^--Strahler mit einer Halbwertszeit von 14.3 Tagen. Aus der β^--Aktivität der Sonden kann auf den integralen Neutronenfluß und daraus auf die in Gewebe absorbierte Neutronendosis geschlossen werden.
Die verwendeten Schwefelsonden waren hinsichtlich der Relation zwischen Zählrate und dem integralen Neutronenfluß von Herrn Dr. PROKERT, TU Dresden, geeicht worden.
Die nach dieser Methode frei in Luft erhaltenen Neutronendosen liegen um 10% unterhalb der mit den Ionisationskammern erhaltenen Neutronendosen.

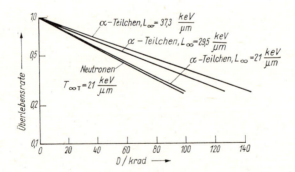

Abb. 6. Darstellung von Dosis-Effekt-Kurven von $T2$-Bakteriophagen für Strahlungen unterschiedlicher Qualität, insbesondere für Neutronen mit $L_{\infty T} = 21\ \dfrac{\text{keV}}{\mu\text{m}}$ und α-Teilchen mit $L_\infty = 21\ \dfrac{\text{keV}}{\mu\text{m}}$

Zur Methode b)

Bakteriophagen stellen ein geeignetes biologisches Dosimetersystem dar, weil die Phageninaktivierung nicht von der Dosisleistung abhängt.

Die Dosis-Effekt-Kurven für das Überleben von T2-Bakteriophagen in Nährbouillon (kurz: D-E-Kurven) sind von TOLKENDORF [3] für eine Reihe von Strahlenqualitäten sehr genau untersucht worden. Als Beispiel sind in Abbildung 6 die D-E-Kurven für α-Teilchen mit $L_\infty = 37{,}3 \; \dfrac{keV}{\mu m}$ und mit $L_\infty = 29{,}5 \; \dfrac{keV}{\mu m}$ dargestellt. Zur Dosisbestimmung wurde das Eisen-II-Sulfatdosimeter verwendet. Die Überlebenszahl der Bateriophagen nimmt exponentiell mit der Dosis ab. Die aus diesen Messungen erhältliche Abhängigkeit der Strahlenempfindlichkeit $\dfrac{1}{D_{37}}$ vom LET liefert auch die Strahlenempfindlichkeit und die D-E-Kurve für eine α-Strahlung mit $L_\infty = 21 \; \dfrac{keV}{\mu m}$. Die D-E-Kurve für $L_\infty = 21 \; \dfrac{keV}{\mu m}$ ist gemeinsam mit der D-E-Kurve für Neutronen — die Neutronendosimetrie wurde mit den oben beschriebenen Ionisationskammern durchgeführt — in Abbildung 6 eingetragen. Die verwendete Neutronenstrahlung hat einen LET-Mittelwert von $L_{\infty T} = 21 \; \dfrac{keV}{\mu m}$. Bezüglich der Inaktivierung von Bakteriophagen sind beide Strahlungen, die α-Strahlung mit $L_\infty = 21 \; \dfrac{keV}{\mu m}$ und die Neutronenstrahlung mit $L_{\infty T} = 21 \; \dfrac{keV}{\mu m}$, gleich wirksam. Die Abzissenverschiebung beider D-E-Kurven stellt die Abweichung des Eisen-II-Sulfatdosimeters von dem Ionisationskammersystem dar. Wie Abbildung 6 zeigt, liegen die Dosiswerte für die mit der Eisen-II-Sulfatdosimetrie bestimmten D-E-Kurven um etwa 2% höher, als die mit den Ionisationskammern bestimmten D-E-Kurven für Neutronen.

Zur Methode c)

Die verwendete Neutronenquelle ist eine häufig benutzte und gut untersuchte. Quelle schneller Neutronen.

Die Relationen zwischen dem Be-Targetstrom und der Neutronenausbeute bzw. zwischen Targetstrom und Neutronenflußdichte in Vorwärtsrichtung können als gut gesicherte Daten angesehen werden. SCHALNOW [4] gibt an, daß bei einer Deuteronenenergie von 13 MeV in einer Entfernung von 100 cm hinter dem Be-Target eine Neutronenflußdichte von etwa $2 \cdot 10^6 \; \dfrac{n}{s \cdot cm^2}$ pro μA Deuteronenstrom vorliegt. Daraus läßt sich eine Freiluftdosisleistung von $D_{LGn} = 1{,}0 \; \dfrac{rd}{min}$ errechnen.

Dieser Wert liegt um 20% unterhalb des mit der Ionisationsmethode erhaltenen Wertes. Angesichts der groben Abschätzungen, die der SCHALNOWschen Relation zugrunde liegen, ist eine bessere Übereinstimmung dieses Ergebnisses mit der Ionisationsmethode nicht zu erwarten.

Literaturverzeichnis

[1] ABEL, H., K. REGEL, H. ROSSBACH, K. EICHHORN und G. HABERER: Experimentelle Bestimmung des mittleren linearen Energietransfers (LET) von Compton-Elektronen in gewebeähnlichen Stoffen als Funktion der primären Quantenenergie, Kernenergie **9**, 57 (1966).

[2] BEWLEY, D. K., E. C. MC CULLOUGH, u. a.: Determination of Absorbed Dose in a Fast Neutron Beam by Ionization and Calorimetric Methods. Intern. Symposium on Neutron Dosimetry in Biology and Medicine, München, Mai 1972.

[3] ERZGRÄBER, G., und E. TOLKENDORF: Inaktivierung von Bakteriophagen in Nährbouillon und in Gegenwart von Cystein durch Strahlung unterschiedlicher Qualität und Versuche zur theoretischen Interpretation der Ergebnisse, studia biphysica, in Vorbereitung.

[4] SCHALNOW, M. I.: Neutronengewebedosimetrie, VEB Deutscher Verlag der Wissenschaften, Berlin 1963.

BIOPHYSIKALISCHE GRUNDLAGEN

Biophysikalische Grundlagen und Überlegungen zur Variation der Strahlenqualität in der Strahlentherapie

H. ABEL

Zentralinstitut für Molekularbiologie, Bereich Strahlenbiophysik
der Akademie der Wissenschaften der DDR

Einleitung

Die Strahlentherapie wird gelegentlich als eine Kunst bezeichnet. Das ist sicher
nicht voll zutreffend, es bringt eher zum Ausdruck, daß die Naturwissenschaften,
insbesondere die Biophysik und die Strahlenbiologie, dem Therapeuten bisher nur
in bescheidenem Umfang Hilfe für die Auswahl oder Rechtfertigung einer bestimmten Behandlungsart geben konnten. Die Physik und Technik und nicht zuletzt
auch die Mathematik haben zwar an der bisherigen Entwicklung der Strahlentherapie insofern einen beträchtlichen Anteil, als sie die Hochvoltröntgentherapie, die
Kobalt- und Betatrontherapie sowie die individuelle, computergemäße Bestrahlungsplanung ermöglichten. Diese Aktivitäten waren jedoch fast ausschließlich
auf die Verbesserung des physikalischen Dosisverhältnisses von Krankheitsherd
und gesunder Umgebung orientiert. Sie hatten also kaum Einfluß darauf, die Einsichten in Mechanismen der biologischen Strahlenwirkung zu vertiefen. Eine
Weiterentwicklung der medizinischen Strahlenanwendung — oder gar eine indivi-
dualisierte Optimierung — sind ohne solche Einsichten in Mechanismen der
verschiedenen Reaktionsstufen kaum vorstellbar.
Eine grundlegende und schon seit längerer Zeit vorhandene Erkenntnis besteht
darin, daß jede ionisierende Strahlung in Abhängigkeit von einer Reihe physikalischer Eigenschaften wie Masse, Ladung und Energie, ein ganzes Spektrum verschiedener Störungen in biologisch relevanten Strukturen hervorruft, die bestimmte
funktionelle Konsequenzen haben. Es ist daher auch nicht verwunderlich, daß
wir bei Beschränkungen unserer Studien auf eine Strahlenart allein zu wenig Licht
in die Zusammenhänge zwischen den strukturellen und funktionellen Störungen
bringen.
In den letzten Jahren wird immer häufiger in Bezug auf die medizinische Strahlenanwendung von den Möglichkeiten und eventuellen Vorteilen einer Therapie mit
hochenergetischen Protonen, mit π-Mesonen, mit schweren Ionen oder auch mit
schnellen Neutronen gesprochen. Es wäre für das Tempo des wissenschaftlichen
Fortschritts sicher sehr nützlich, wenn diese verschiedenen Strahlenarten in engem
Zusammenhang hinsichtlich ihrer Anwendbarkeit gesehen würden. Ich will damit
sagen, daß es nicht allein darum gehen kann, eine neue Strahlenart als neues
Therapeutikum zu erproben, sondern um die Vertiefung der wissenschaftlichen
Grundlagen für die Anwendung der ionisierenden Strahlung im allgemeinen, also

insbesondere auch der Kobalt- und Betatronstrahlung. In diesem Beitrag seien deshalb einige Fakten und Überlegungen zusammengestellt, die sich nicht auf eine Strahlenart allein beziehen, sondern den Aussagewert der gleichzeitigen Betrachtung vieler Strahlenarten in ihrer biologischen Wirksamkeit zeigen und u. a. auch Aussagen über die Wirksamkeit der schnellen Neutronen einschließen.

1.   Biophysikalische Grundlagen der biologischen Strahlenwirkung

1.1.   Die DNS als primär kritische subzelluläre Struktur

Es wird häufig formuliert, daß die ionisierende Strahlung einen unspezifischen Reiz auf ein biologisches Objekt ausübt. In physikalischer Hinsicht bedeutet dies, daß alle subzellulären Strukturen mit gleicher Wahrscheinlichkeit Strahlungsenergie absorbieren. Da es subzelluläre Strukturen gibt, die in großer Zahl und Identität vorkommen und andere wiederum nur in kleiner Zahl oder sogar nur unikal vorhanden sind, ist es in biologischer Hinsicht gerechtfertigt, von „primär kritischen Strukturen" zu sprechen.

Die Bedeutung der Schädigung einer primär kritischen Struktur hängt allerdings von der Höhe der Bestrahlungsdosis ab. Bei sehr hohen Bestrahlungsdosen verliert dieser Begriff natürlich seinen Sinn, da z. B. die Membranen ihre Barrierefunktionen unmittelbar verlieren und es somit gleichgültig ist, welche Schäden sonst noch vorhanden sind. Im Bereich kleiner Dosen — als solche können auch die Dosisfraktionen einer therapeutischen Behandlung bezeichnet werden — gewinnen die strahleninduzierten Schäden an bestimmten Strukturen zunehmend Bedeutung.

Besondere Aufmerksamkeit verdienen die Strukturen, in denen die genetischen Informationen zur Aufrechterhaltung des zellulären Lebens einschließlich der Zellteilung materiell realisiert sind. Das sind die DNS-Moleküle.

Abbildung 1 zeigt einen Ausschnitt aus einem solchen, sich gerade replizierenden Molekül. Es besteht aus zwei spiralig umeinander gedrehten Polymersträngen, wobei das Rückgrat der Stränge aus sich identisch wiederholenden Zucker-Phosphatresten besteht und die genetische Information komplementär in beiden Strängen durch die Sequenz von 4 verschiedenen Basen gegeben ist; die Basen der beiden Stränge sind paarweise über Wasserstoffbrücken miteinander verbunden.

Es gibt zahlreiche experimentelle Belege dafür, daß diese DNS-Moleküle als primär kritische Strukturen bei der Einwirkung ionisierender Strahlung in Erscheinung treten.

Bei Phagen und Viren, die keinen eigenen Stoffwechsel besitzen und nur aus proteinumhüllten DNS-Molekülen bestehen, erscheint es nahezu selbstverständlich, daß sich aus biophysikalischen Analysen der Inaktivierungskurven dieser Objekte als Molekulargewicht der primär kritischen Struktur dasjenige ihrer DNS ergibt. Derartige Analysen sind jedoch selbst bei diesen einfachen biologischen Objekten

46

mit einem solchen Resultat nur durchführbar, wenn Inaktivierungskurven mit verschiedenen Arten ionisierender Strahlung zur Verfügung stehen [1, 2].

Auch für Bakterien liegen heute experimentell bestimmte Inaktivierungskurven für verschiedene Strahlenarten vor [3, 4, 5], deren theoretische Analysen [3, 6] ebenfalls zu dem Ergebnis geführt haben, daß die DNS als primär kritische Struktur anzusehen ist. Gleiches gilt für in vitro-Kulturen bestrahlte Säugerzellen. Von besonderem Interesse ist nun natürlich die Frage, welche Arten von Schäden an der DNS hervorgerufen werden und welche funktionellen Konsequenzen diese Schäden haben.

Bevor ich darauf eingehe, möchte ich zunächst etwas zur Problematik der Charakterisierbarkeit einer Strahlenart sagen.

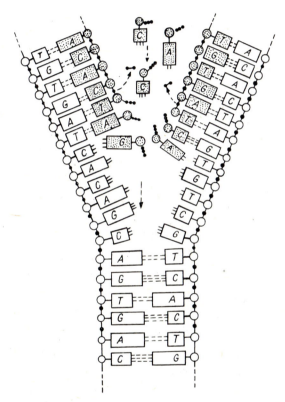

Abb. 1. Schematische Darstellung einer DNS während der Replikation

1.2.   Die Strahlenqualität

Am häufigsten wird zur biophysikalischen Charakterisierung einer Strahlung das sogenannte lineare Energietransfer mit der Abkürzung LET benutzt. Diese Größe gibt den Energieverlust eines Teilchens pro Weglängeneinheit der Bahnspur an.

Gelegentlich vorkommende größere Energieverluste können zur Energieübertragung auf Sekundärteilchen führen, die weit entfernt von der Primärspur biologisch wirksam werden können. Eine anschaulich interessante Größe ist deshalb das Verhältnis aus der Summe aller Spurlängen der Sekundärteilchen zur Länge der Primärspur. Aus unserem Institut haben GÜNTHER und SCHULZ [7] diese Verhältnisse für viele Strahlenarten berechnet. In Abbildung 2 sind ihre Rechenergebnisse dargestellt. Aus dieser Abbildung lassen sich bemerkenswerte Informationen ablesen: das Spurlängenverhältnis variiert um mehrere Größenordnungen; jeder Strahlenart kommt eine eigene, spezifische Abhängigkeit des Spurlängenverhältnisses vom LET zu und die Größe ,,LET" darf nicht als repräsentativ für die Charakterisierung einer Strahlenart hinsichtlich ihrer biologischen Wirksamkeit angesehen werden.

Diese Informationen haben für die experimentelle und theoretische Radiobiologie große Bedeutung.

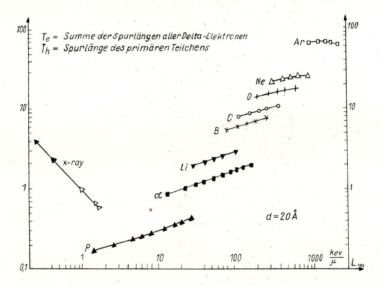

Abb. 2. Verhältnis aus der Summe der Spurlängen der Sekundärteilchen zur Spurlänge des Primärteilchens in Abhängigkeit von der Strahlenart

Variiert man die Energie und Strahlenart bei experimentellen Untersuchungen beliebiger biologischer Effekte, dann dürfen funktionelle Zusammenhänge zwischen den Testgrößen und dem LET der Strahlung nur innerhalb einer Strahlenart erwartet werden. Nach diesen sehr kurzen und unvollständigen Bemerkungen zur Strahlenphysik möchte ich zur Betrachtung der strahleninduzierten Schäden an der DNS zurückkommen.

48

1.3. DNS-Schäden und Strahlenqualität

Wie bereits erwähnt, induziert die ionisierende Strahlung verschiedenartige Schäden an der DNS. Hierzu gehören Einzel- und Doppelstrangbrüche, Basenveränderungen, Basenzerstörungen und Basenfreisetzungen — woraus Strangbrüche resultieren können — inter- und intramolekulare Vernetzungen sowie partielle Denaturierungen. Die relative Häufigkeit, mit der diese Schäden entstehen, variiert mit der Strahlenart und die Schadensdichte entlang der DNS nimmt natürlich mit der Bestrahlungsdosis zu. Einer experimentellen Untersuchung relativ leicht zugänglich sind die Brüche in den DNS-Strängen; sehr viel komplizierter sind Basenschäden zu analysieren. Doch auch für die Strangbrüche liegen nur relativ wenig Untersuchungen in Abhängigkeit von der Strahlenart vor. Für eine Strahlenart, überwiegend für Röntgen- oder Gammastrahlung wurden sehr viele Stranguntersuchungen an isolierter DNS, an bestrahlten Phagen, Bakterien und auch Säugerzellen durchgeführt. Die bisher erhaltenen Resultate sind in Abbildung 3 zusammengefaßt dargestellt; diese Darstellung repräsentiert den gegenwärtigen Stand recht gut und gestattet einige interessante und wichtige Schlußfolgerungen. Auf der Ordinate ist die Zahl der Brüche pro Dosis- und Molekulargewichtseinheit der DNS aufgetragen; auf der Abszisse das lineare Energietransfer der verschiedenen Strahlenarten, wobei alle Energieübertragungen auf Sekundärteilchen als lokale Energieverluste gewertet wurden. Zunächst fällt die große Streuung der erhaltenen spezifischen Bruchraten auf.

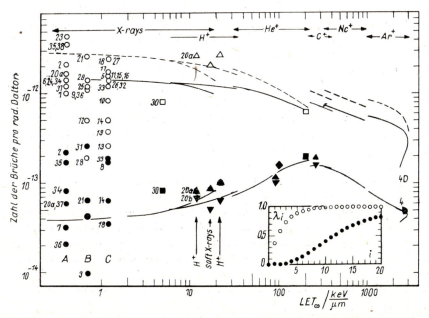

Abb. 3. DNS-Bruchraten in Abhängigkeit von der Strahlenart. Offene Symbole: Einstrangbrüche; volle Symbole: Doppelstrangbrüche (ausführliche Legende S. GÜNTHER u. SCHULZ)

Die wesentlichste Ursache hierfür liegt wahrscheinlich in der noch vorhandenen Unreife der Analysentechnik. Trotzdem darf als sicher angenommen werden, daß die Rate der Einstrangbrüche mit wachsendem LET-Wert einer Strahlenart abfällt — beim Übergang zu einer anderen Strahlenart treten Sprünge auf. Die ausgezogenen Kurvenabschnitte haben GÜNTHER und SCHULZ aus theoretischen Analysen erhalten [6]. Sehr wichtig ist nun die Information, daß die Rate der Doppelstrangbrüche ein Maximum durchläuft. Bei Strahlenarten höheren LET's werden die Einstrangbrüche gegenüber Röntgenstrahlen nur wenig vermindert auftreten, während die Doppelstrangbrüche merklich häufiger erscheinen. Es ist ohne tieferes Verständnis der Molekularbiologie einleuchtend, daß ein Doppelstrangbruch im DNS-Molekül ernsthafte funktionelle Konsequenzen haben muß, da die Integrität des genetischen Informationsbestandes zerstört wird; Strahlenarten mit höherem LET müssen also biologisch wirksamer sein als solche mit geringerem LET.

Ich möchte nun einige Bemerkungen zu der Frage machen, welche Möglichkeiten einer Zelle gegeben sind, mit strahleninduzierten Schäden im allgemeinen fertig zu werden und welche Rolle modifizierende Faktoren spielen können.

1.4. *Reparatur von DNS-Schäden*

Wird eine Zellpopulation zweimal kurz hintereinander bestrahlt und dann die Überlebensrate bestimmt, dann ist diese im allgemeinen merklich kleiner, als wenn bei gleicher Gesamtdosis eine längere Pause zwischen den einzelnen Bestrahlungen gemacht wird. Daraus darf geschlußfolgert werden, daß die Pause offenbar genutzt wurde, um Strahlenschäden zu reparieren. Mehr als diese recht allgemeine, wenn auch sehr wichtige Schlußfolgerung kann jedoch aus einem solchen Experiment nicht gezogen werden.

Um nähere Aufschlüsse zu erhalten, sind sehr verschiedenartige aber gleich wichtige experimentelle Techniken anzuwenden. Einerseits muß die Geschichte der Einzelzelle verfolgbar sein und andererseits muß auf biochemischem Wege versucht werden zu ermitteln, welche Geschichte die geschädigte DNS durchmacht. Zunächst lassen Sie mich an einem Beispiel die Geschichte einer strahlengeschädigten Zelle demonstrieren.

Sie läßt sich mit Hilfe einer kinematographischen Technik verfolgen, wie sie in unserem Institut von SCHWARZ benutzt wird [8]. Abbildung 4 zeigt den Stammbaum einer unbestrahlten und Abbildung 5 den einer mit 800 rd Röntgen-bestrahlten Zelle. Die Zeitasche läuft von oben nach unten. Jeder senkrechte Strich stellt eine Zelle während ihres Fortschreitens im Zellzyklus dar. Zellteilungen sind durch waagerechte Striche, der Verlust ihrer Teilungsfähigkeit durch einen Punkt dargestellt.

Man sieht, daß in den Nachkommenschaften der bestrahlten Zelle teilungsunfähige Zellen vorkommen.

Der Informationsgehalt, der in solchen Stammbäumen enthalten ist, ist ungeheuer groß — wenn genügend Stammbäume zur statistischen Analyse zur Verfügung stehen. Noch befindet sich diese Technik am Anfang ihrer Entwicklung. Es dürfte sehr interessant und aufschlußreich sein, Stammbäume für verschiedene Strahlenarten und für verschiedene physiologische Bedingungen zu vergleichen.

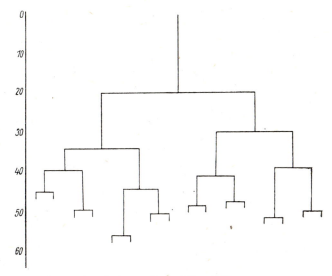

Abb. 4. Stammbaum einer unbestrahlten Zelle

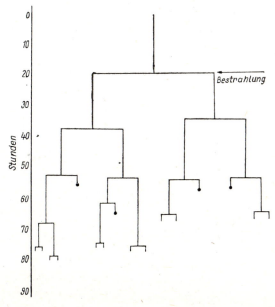

Abb. 5. Stammbaum einer mit 800 rd Röntgen-bestrahlten Zelle

Die biochemische Methodik hat bereits zu einigen sehr wichtigen Resultaten über die zelleigenen Fähigkeiten der Reparatur von Strahlenschäden an der DNS geführt.

Im Prinzip lassen sich 3 verschiedene Mechanismen der Reparatur unterscheiden. Der erste Mechanismus (als rejoining bezeichnet) besagt, daß eine Bruchstelle in einem Strang auf enzymatischem Wege wiederverknüpft werden kann. Man sollte annehmen, daß jedes zur DNS-Replikation befähigte System stets über diesen Reparaturmechanismus verfügt. Da dieser enzymatische Prozeß ein energieverbrauchender Prozeß ist, läßt sich jedoch z. B. nicht sicher die Frage beantworten, ob er auch in Tumorzellen einwandfrei funktioniert.

Der zweite Mechanismus (als excision-repair bekannt) beinhaltet, daß eine Basenveränderung auf ebenfalls enzymatischem Wege dadurch repariert werden kann, indem die schadhafte Stelle herausgeschnitten wird und anhand des intakten Matrizenelements im gegenüberliegenden Strang eine Neusynthese und die Wiederverknüpfung des neuen Stückes mit den freien Enden des lädierten Stranges ermöglicht werden. Hier ist ein Enzymsystem erforderlich, das verschieden ist vom

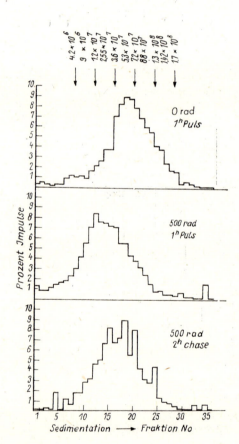

Abb. 6. Sedimentationsprofile
von DNS aus Zellen (siehe Text)

normalen DNS-Synthese-System, also nicht unbedingt natürlicher Bestandteil des Replikationssystems sein muß. Es sind bei Bakterien Mutanten bekannt, die dieses Reparatur-Enzymsystem offenbar nicht besitzen und wodurch diese Bakterienmutanten in besonderem Maße strahlenempfindlich sind. Noch ist dieser Repairmechanismus längst nicht aufgeklärt. Insbesondere ist unklar, wie er bei Tumorzellen funktioniert. Beim 3. Repairmechanismus, dem sogenannten post replication repair, erfolgt die Reparatur erst nach der DNS-Replikation. Seine Existenz wurde erst nach 1968 an Bakterien nach UV-Bestrahlung nachgewiesen. Ob er auch nach ionisierender Bestrahlung bei Säugerzellen vorkommt, ist noch unklar. Körner und Malz [9] aus unserem Institut gelang es kürzlich, Hinweise dafür zu erhalten. Die Resultate eines ihrer Versuche, ausgeführt an Zellen des Chinesischen Hamsters (V 79/4) sind in Abbildung 6 dargestellt. Die obere Kurve zeigt die durch einstündige Pulsmarkierung mit H^3-Thymidin nachweisbare Molekulargewichtsverteilung der synthetisierten DNS. In der darunter befindlichen Kurve waren die Zellen mit 500 rd Röntgenstrahlen bestrahlt; die Molekulargewichtsverteilung ist zu kleineren Werten hin verschoben. Die unterste Kurve ergab sich für die bestrahlten Zellen, wenn diese nach der einstündigen Pulsmarkierung für 2 Stunden bei Zugabe von kaltem Thymidin inkubiert wurden. Die Molekulargewichtsverteilung erreicht wieder die Normalwerte der unbestrahlten Zellen.

Während also die Synthese bei der DNS-Replikation zunächst gewissermaßen lückenhaft erfolgt, d. h. gegenüber den Schadstellen des Elternstranges wird eine Lücke gelassen, erfolgt die Auffüllung dieser Lücke erst nach abgeschlossener Replikation. Alle hier nur sehr kurz gestreiften Repair-Prinzipien sind noch im Detailverlauf ungeklärt. Insbesondere ist noch unklar, auf welche Schadenstypen sie orientiert sind und unter welchen Umständen die Zelle fähig oder unfähig ist, ihre Repairsysteme wirksam werden zu lassen.

Sowohl die Stammbaumanalysen als auch die biochemischen Untersuchungen der Reparaturvorgänge, durchgeführt bei Variation der Strahlenqualität, werden zu weiteren Aufklärungen führen.

1.5.   Der Sauerstoff als modifizierender Faktor

Nach diesem Überblick über die strahleninduzierten DNS-Schäden und ihre Häufigkeitsabhängigkeit von der Strahlenart sowie über die Reparaturprinzipien sei nun etwas über modifizierende Faktoren gesagt.

Die Strahlenempfindlichkeit einer Zellpopulation ist nicht allein eine Funktion der Strahlenart oder nur abhängig von ihrem Reparaturvermögen, sondern es gibt noch eine Vielzahl weiterer Faktoren, die von Einfluß sein können.

Besonderes Interesse verdient der Sauerstoff. Es ist bekannt, daß in malignen Tumoren Zellbereiche mit stark verminderter Sauerstoffversorgung vorkommen.

Aus in vitro-Experimenten mit Bakterien und Säugerzellen wissen wir, daß bei gegebener Bestrahlungsdosis die Überlebensrate der biologischen Objekte stark abhängig ist vom Sauerstoffpartialdruck; mit abnehmendem Sauerstoffpartialdruck nimmt auch die Strahlenempfindlichkeit ab. Dieser allgemeine Befund wird durch zwei weitere wichtige Befunde ergänzt, die auch eine Erklärungsmöglichkeit bieten. Der eine Befund besteht darin, daß reparaturdefekte Bakterienmutanten eine merklich geringere Sensibilisierung durch Sauerstoff erfahren als reparaturintakte Mutanten. Der zweite Befund bedeutet, daß die Sauerstoffsensibilisierung mit wachsendem linearen Energietransfer der Strahlung abnimmt. Die sich zur Erklärung anbietende Hypothese, zuerst von HOWARD-FLANDERS geäußert, lautet: Der Sauerstoff greift in die Realisierung der DNS-Schäden derart ein, daß er einen leicht reparierbaren Schaden in einen schwer reparierbaren überführt.

Bei reparaturdefekten Mutanten ist es relativ gleichgültig, ob eine solche Überführung stattfindet; sie reparieren ohnehin schlecht. Der Sauerstoff muß also hier eine geringere sensibilisierende Wirkung haben.

Bei Strahlungsarten mit höherem linearen Energietransfer werden von vornherein relativ mehr Schäden vom schwer reparierbaren Typ induziert, so daß auch hier der Befund geringerer Sauerstoffsensibilisierung verständlich wird.

2. Sauerstoffeffekt und RBW bei Tumoren

Wie in der Einleitung bereits erwähnt, werden seit einigen Jahren Überlegungen angestellt, durch den Übergang auf andere Strahlenarten zu besseren Behandlungsergebnissen bei der Strahlentherapie des Krebses zu kommen.

Im Prinzip sind es zwei verschiedene, aber gegeneinander nicht scharf abgrenzbare Wege, die beschritten werden sollen. Der eine Weg sucht Strahlenarten zur Anwendung zu bringen, die einen solchen Tiefendosisverlauf besitzen, daß diese Therapie am anschaulichsten durch den Begriff „Strahlenchirurgie" charakterisiert werden kann. In Abbildung 7 sind für hochenergetische Protonen und π^--Mesonen Tiefendosiskurven gezeigt, die die Wahl des Begriffes Strahlenchirurgie verständlich machen. Der andere Weg stellt in den Mittelpunkt der Aufmerksamkeit Strahlenarten, die im Vergleich zur Co^{60}-Strahlung eine höhere RBW besitzen; hier wird in erster Linie an schnelle Neutronen gedacht. Eine höhere RBW besitzen auch die π^--Mesonen bzw. ihre Sekundarien, so daß die physikalische Tiefendosiskurve nicht identisch ist mit der Tiefenabhängigkeit ihrer biologischen Wirksamkeit. Insofern sind diese beiden Wege der Weiterentwicklung der Strahlentherapie eng miteinander verknüpft.

Die Anwendung einer Strahlenart mit einer RBW > 1 stellt die medizinische Radiologie vor eine völlig neue Situation. Um den therapeutischen Vorteil einer solchen Strahlenart einschätzen zu können, muß sie tief in die Radiobiologie eindringen. In Abbildung 8 ist in vereinfachter, aber anschaulicher Darstellung die Problematik der Abschätzung des relativen therapeutischen Vorteils einer Strahlenart höheren RBWs gezeigt. Die Aufmerksamkeit ist hier gerichtet auf die bekannten Faktoren, daß menschliche Tumoren häufig anoxische Zellfraktionen besitzen, daß es Tumorzellen gibt, die sich schneller oder langsamer teilen als Normalzellen und daß die Reparaturfähigkeiten zwischen Tumor-

54

und Normalzellen Differenzen aufweisen können. Der relative therapeutische Vorteil einer Strahlenart mit einer RBW > 1 (z. B. schnelle Neutronen) ergibt sich aus dem Produkt zweier Quotienten. Der erste Quotient ist gebildet aus den RBW-Werten der anoxischen und oxischen Tumorzellen. Er darf in jedem Fall als > 1 angenommen werden. Der zweite Quotient ist gebildet aus dem RBW-Wert für die oxischen Tumorzellen und dem für die oxischen Normalzellen. Dieser Quotient kann ≷ 1 sein; er wird > 1 sein, wenn die Tumorzelle sich schneller teilt

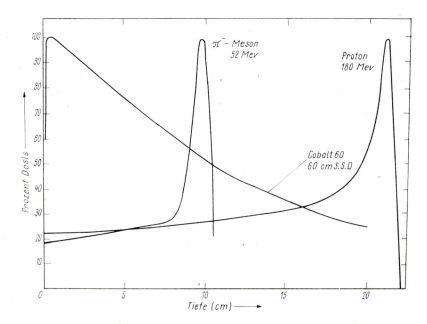

Abb. 7. Tiefendosiskurven für Co⁶⁰, π⁻-Mesonen und hochenergetische Protonen

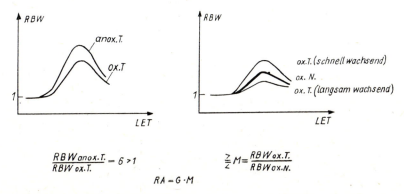

$$\frac{RBW\,anox.T.}{RBW\,ox.T.} = G > 1 \qquad\qquad \gtreqless M = \frac{RBW\,ox.T.}{RBW\,ox.N.}$$

$$RA = G \cdot M$$

Abb. 8. Schematische Darstellung zur Abschätzung des relativen therapeutischen Vorteils einer Strahlenart mit RBW größer 1

als die Normalzelle; er wird kleiner 1 sein, wenn sich die Tumorzelle langsamer teilt. Verstärkt oder abgeschwächt wird der Vorteil noch je nachdem, ob die Tumorzelle reparaturdefekt oder reparaturintakt ist. Es ist also nicht einfach, die Frage nach dem relativen therapeutischen Vorteil einer Strahlenart zu beantworten. Komplizierend kommt hinzu, daß alle RBW-Faktoren vom Niveau der Inaktivierungsrate, also auch von der Dosis pro Fraktion abhängen. Mit abnehmender Dosis steigen die RBW-Werte an; bei höheren Dosen ergibt sich wiederum ein Anstieg, der durch den Anteil anoxischer Zellen hervorgerufen wird. Schematisch ist dies in Abbildung 9 dargestellt.

Neutronentherapie wird gegenwärtig bereits in einigen Zentren der medizinischen Radiologie betrieben. Was bisher zur Schaffung einer Grundlage hierfür getan werden konnte, hat mit Optimierungsversuchen noch wenig zu tun. Man muß eher formulieren, daß es bei den Voruntersuchungen mehr darum ging, das Risiko bei der Weiterentwicklung der Strahlentherapie durch Anwendung z. B. der schnellen Neutronen zu minimieren. Die Optimierung ist nur über ein tieferes Eindringen in die Mechanismen der Strahlenwirkungen möglich.

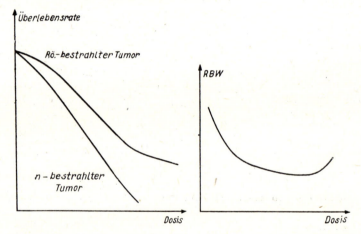

Abb. 9. Schematische Darstellung der Abhängigkeit der RBW-Werte von der Dosis für einen Tumor mit anoxischen Zellen.

Literaturverzeichnis

[1] FLUKE, D. J. et al.: Radiat. Res. **13**, 788 (1960).
[2] ERZGRÄBER, G.: Dissertation AdW (1973).
[3] BRIDGES, B. A., und R. J. MUNSON: Biochem. Biophys. Res. Comm.
[4] GRIGORIEW, Y. G. u. a.: Radiobiologia XI, 245 (1971).
[5] KAMPF, G.: studia biophysica, im Druck.
[6] GÜNTHER, K., und W. SCHULZ: studia biohpysica **34**, 165 (1972).
[7] GÜNTHER, K., und W. SCHULZ: persönliche Mitteilung.
[8] SCHWARZ, K.: persönliche Mitteilung.
[9] KÖRNER, I., und W. MALZ: studia biophysica, im Druck.

56

Eine biophysikalische Modellkonzeption zur Bestimmung der Dosis- und Tiefenabhängigkeit der RBW schneller Neutronen

K. Günther und W. Leistner

Zentralinstitut für Molekularbiologie der Akademie der Wissenschaften der DDR

Einleitung

Die Arbeitsgruppe Theoretische Strahlenbiophysik des Zentralinstituts arbeitet seit längerer Zeit an einer allgemeinen Theorie der biologischen Strahlenwirkung in Abhängigkeit von der Strahlenqualität auf zellulärem Niveau [8, 9, 10]. An dieser Stelle soll erörtert werden, ob und inwieweit diese Theorie für einige Probleme der Bestrahlungsplanung in der Neutronentherapie insbesondere im Rahmen einer anzustrebenden Individualtherapie, mit herangezogen werden kann. Das erste Kapitel behandelt zunächst kurz an Hand einiger experimenteller Fakten aus der Literatur jene spezifischen Probleme der Neutronenstrahlung, auf die die im letzten Kapitel erläuterte Theorie angewandt werden könnte.

1. Diskussion einiger Ergebnisse experimenteller Untersuchungen mit Neutronenstrahlung

Alle Säugerzellen werden bei gleicher Dosis durch Neutronenstrahlung stärker geschädigt, als durch Röntgen- oder γ-Strahlung, d. h. die relative biologische Wirksamkeit von Neutronen ist größer als 1:

$$\text{RBW} > 1. \tag{1}$$

Abbildung 1 zeigt dies für menschliche Nierenzellen in Zellkultur. Die Dosiseffektkurven für verschiedene Arten schneller Neutronen verlaufen alle wesentlich steiler als die Kurve für Röntgenstrahlung. Daraus folgt jedoch noch nicht, daß die Neutronenstrahlung für die Krebstherapie geeigneter ist, wenn etwa Tumor- und Normalgewebe in gleicher Weise empfindlicher gegenüber Neutronenstrahlung wären.

Tumorgewebe enthält jedoch meist anoxische Zellen, für die die RBW der Neutronen stets noch größer ist, als für entsprechende gut mit Sauerstoff versorgte Zellen. Als Maß für diesen Vorteil der Neutronenstrahlung dient der Gewinnfaktor

$$G = \frac{\text{RBW}_{\text{anox.}}}{\text{RBW}_{\text{ox.}}} = \frac{\text{OER}_{\gamma}}{\text{OER}_{n}} > 1, \tag{2}$$

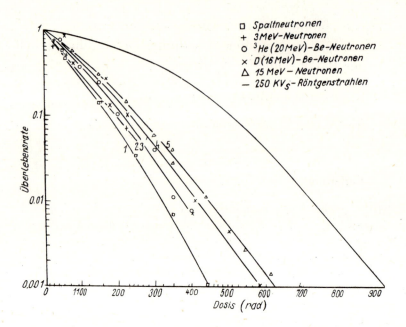

Abb. 1. Überlebenskurven für die Bestrahlung von Kulturen menschlicher Nierenzellen mit Neutronen- und Röntgenstrahlung. (entnommen aus BROERSE, BARENDSEN, VAN KERSEN [3])

den man auch als das Verhältnis der Sauerstofferhöhungsfaktoren OER für γ- und Neutronenstrahlung darstellen kann.

G beschreibt nur den Einfluß des Sauerstoffeffekts. Es ist jedoch möglich, daß auch aus anderen, rein biologischen Gründen, d. h. bereits für aerobe Bedingungen die RBW der Neutronen unterschiedlich für Tumor- und Normalgewebe ist. Das entsprechende Verhältnis sei mit

$$M = \left(\frac{\mathrm{RBW_{Tum.}}}{\mathrm{RBW_{Norm.}}}\right)_{\mathrm{ox.}} \gtrless 1 \tag{3}$$

bezeichnet. M kann größer oder kleiner als 1 sein.

Zur Charakterisierung des möglichen therapeutischen Vorteils der schnellen Neutronen gegenüber γ-Strahlung benötigt man also beide Faktoren (2), (3), die zusammen den sogenannten therapeutischen Gewinnfaktor

$$TGF = G \cdot M \tag{4}$$

bilden. Das Produkt $G \cdot M$ ist gleich

$$TGF = \frac{\mathrm{RBW_{Tum., \, anox,}}}{\mathrm{RBW_{Norm., \, ox.}}}, \tag{5}$$

58

d. h. der therapeutische Gewinnfaktor ergibt sich folgerichtig aus dem Verhältnis der RBW-Werte für anoxische Tumorzellen und oxische Normalzellen.

In der Form (4) ist der *TGF*-Wert jedoch praktisch nur aus in vitro-Versuchen mit Zellkulturen zu bestimmen, wenn man unter oxisch und anoxisch definitionsgemäß Luft- einerseits und reine Stickstoffatmosphäre andererseits versteht. Nur unter dieser Voraussetzung ist die Faktorenzerlegung (4) möglich. Andererseits kommt man der Realität natürlich wesentlich näher, wenn man die RBW-Werte in Zähler und Nenner von (5) direkt in vivo — etwa am Tiermodell — bestimmt. Die Faktorenzerlegung (4) ist dann nicht mehr sinnvoll, da die RBW für „anoxische"

Tabelle 1. OER- und G-Faktoren für verschiedene Arten schneller Neutronen und unterschiedliche Testsysteme (nach BEWLEY [2])

Testsystem (Überlebensrate)	Neutronen-energie	OER Neutronen	OER Röntgen-strahlen	G
Nierenzellen in vitro (Mensch)	1—2 MeV	1,5	2,5	1,7
leukäm. Zellen in vivo (Maus)	(Spaltn.)	1,2	2,3	1,9
Nierenzellen in vitro (Mensch)		1,5	2,5	1,7
Ehrlich-Asziteszellen in vitro (Chromosomenaberration)	2—3 MeV	1,3	2,5	1,9
Fibroblasten in vitro (Chin. Hamster)		1,3	2,5	1,9
Nierenzellen in vitro (Mensch)		1,6	2,5	1,6
leukäm. Zellen in vivo (Maus)		1,7	2,5	1,5
leukäm. Zellen in vivo (Maus) (bestr. in vivo anox. u. in vitro ox.)	7 MeV	1,6	2,8	1,75
Tetrapl. Asziteszellen in vivo (Maus) (bestr. in vitro)	(Zyklotr.)	1,8	3,1	1,7
Dipl. Asziteszellen in vivo (Maus) (bestr. in vitro)		1,6	2,7	1,7
Thymus in vivo (Maus)-Gewichtsabnahme		1,7	2,7	1,6
Asziteszellen in vitro (Maus)		1,8	2,8	1,6
Schwanzwirbelwachstum in vivo (Ratte)		1,4	2,5	1,8
Nierenzellen in vitro (Mensch)		1,6	2,5	1,6
Rhabdomyosarkomzellen in vitro (Ratte)		1,4	2,2	1,6
leukäm. Zellen in vivo (Maus) (bestr. in vivo anox. u. in vitro ox.)	14—15 MeV	1,75	2,8	1,6
He-La-Zellen in vitro		1,5	2.4	1,6
leukäm. Zellen in vivo (Maus) (bestr. in vivo anox. u. in vitro ox.)	D(30 MeV)- Be-Quelle	1,5	2,8	1,9

Tumorzellen nicht für streng anaerobe Bedingungen gilt, sondern eben für den mehr oder weniger anoxischen Tumor in vivo.

Hätten nun die genannten RBW-Faktoren den Charakter universeller Konstanten, so wäre es unter Berücksichtigung der unterschiedlichen Tiefendosisverläufe für γ- und Neutronenstrahlung relativ leicht möglich, die in jahrzehntelanger klinischer Praxis erarbeiteten Erfahrungswerte der Bestrahlungsplanung für γ-Strahlung einfach auf Neutronenstrahlung umzurechnen. In Wirklichkeit liegen die Verhältnisse wesentlich komplizierter. Die RBW-Faktoren für eine Einzeldosis — der Einfluß der Dosisfraktionierung soll in dieser Arbeit nicht diskutiert werden — hängen von folgenden Parametern ab:

a) Objekte (Gewebeart, anoxischer Anteil, individuelles Verhalten)
b) Spektrum der Strahlung
c) Dosis.

Mit den RBW-Faktoren hängt auch der therapeutische Gewinnfaktor TGF von diesen Parametern ab, wobei allerdings G relativ konstant ist. Dies zeigt die Zusammenstellung von OER-Werten für γ- und Neutronenstrahlung (Tab. 1). Die Streuungen der OER-Werte und damit auch der G-Faktoren halten sich in Grenzen, so daß man im allgemeinen von den universellen mittleren Werten

$$OER_n \approx 1{,}5 \qquad OER_\gamma \approx 2{,}6 \qquad G \approx 1{,}7 \tag{6}$$

ausgehen kann. Hinsichtlich des G-Faktors, der ja auch das Verhältnis zweier RBW-Werte, nämlich für anoxische und für oxische Bedingungen darstellt, ist demnach der Einfluß aller drei genannten Parameter in erster Näherung vernachlässigbar. Dies vereinfacht das Problem insofern etwas, als man die RBW für anoxische Zellen in einfacher Weise aus der RBW für die gleichen, aber sauerstoffversorgten Zellen erhält:

$$RBW_{anox.} = G \cdot RBW_{ox.} \tag{7}$$

Das gilt jedoch nur, wenn die Neutronenstrahlung nur eine vernachlässigbar kleine γ-Komponente enthält.

Der für die Praxis wichtigere Fall dürfte jedoch darin bestehen, daß nur ein gewisser Teil der Zellen anoxisch ist. Die RBW für eine solche Mischpopulation kann nicht in einfacher Weise durch Interpolation zwischen beiden Extrema $RBW_{ox.}$ und $RBW_{anox.}$ gewonnen werden. Hierzu ist mindestens die Kenntnis der entsprechenden Dosiseffektkurven unter aeroben Bedingungen erforderlich.

Die Abbildung 2 zeigt den Einfluß der Neutronenenergie am Beispiel menschlicher Nierenzellen. Sie verdeutlicht zunächst noch einmal, daß der Sauerstoffverstärkungsfaktor OER kaum von der Neutronenenergie abhängt. Zum Vergleich ist der wesentlich größere OER-Wert für γ-Strahlen eingetragen. Die RBW der Neutronen weist dagegen eine deutliche Abhängigkeit von der Neutronenenergie auf. Die Ursache dafür ist in der höheren LET der Rückstoßkerne im Falle niedriger Neutronenenergie zu suchen, da geladene Teilchen höherer LET effektiver bei der Auslösung potentiell letaler DNS-Schäden sind.

60

Diese Abhängigkeit der RBW von der Neutronenenergie ist natürlich wichtig für die Einschätzung der Vor- und Nachteile verschiedener Neutronenquellen. Für eine gegebene Neutronenquelle ist zu fragen, inwieweit sich das Energiespektrum der Neutronen in der Tiefe verändert. Abbildung 3 zeigt das Energiespektrum von d-Be-Neutronen an der Oberfläche und in 30 cm Tiefe eines gewebeäquivalenten Materials. Die Veränderungen des Spektrums sind gering. Einerseits wird der niederenergetische Anteil stärker absorbiert, was eine Vergrößerung der mittleren Energie in der Tiefe bewirkt, während andererseits mit zunehmender Tiefe gestreute Neutronen hinzukommen, deren Energie vermindert ist. Diese beiden Effekte kompensieren sich weitgehend, so daß sich das Spektrum nicht sehr verändert.

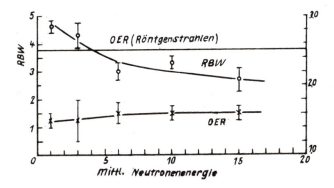

Abb. 2. RBW und OER in Abhängigkeit von der mittleren Neutronenenergie für Kulturen menschlicher Zellen. (entnommen aus BROERSE, BARENDSEN, VAN KERSEN [3])

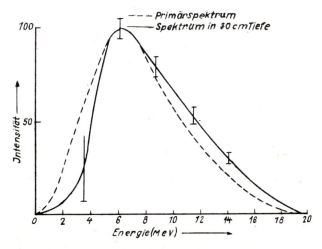

Abb. 3. Energiespektrum der Neutronen an der Oberfläche und in 30 cm Tiefe eines Phantoms. (entnommen aus FIELD, PARNELL [6])

Dennoch verändert sich die RBW mit der Tiefe wesentlich. Ursache dafür ist die mit der Tiefe zunehmende γ-Komponente, die infolge verschiedener Kernreaktionen entsteht. Abbildung 4 zeigt Ergebnisse entsprechender Messungen. Die Kurven auf der linken Seite geben die Neutronendosis in relativen Einheiten für verschiedene Tiefen in Abhängigkeit vom Abstand von der Strahlachse an. Die Kurven auf der rechten Seite beziehen sich entsprechend auf die γ-Dosis. Betrachtet man zunächst den Zentralstrahl, so ist festzustellen, daß der γ-Anteil in 5 cm Tiefe etwa 17% beträgt; in 15 cm Tiefe ist er schon auf 30% gewachsen. Außerhalb des Zentralstrahls verschiebt sich das Verhältnis sehr stark zugunsten der γ-Komponente. In 10 cm Abstand von der Strahlachse beträgt der γ-Anteil bereits etwa 70%.

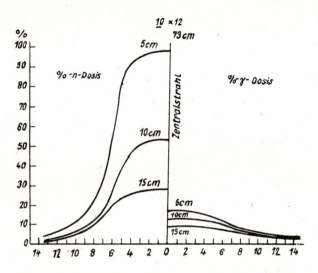

Abb. 4. Relative Verteilung der γ- und n-Dosis senkrecht zum Zentralstrahl im Phantom. (entnommen aus ABEL, MATSCHKE, REGEL [1])

Da die RBW für reine γ-Strahlung per definitionem 1 beträgt, während sie für Neutronen sehr große Werte annehmen kann, heißt das, daß an verschiedenen Stellen des Strahlungsfeldes die RBW sehr unterschiedlich ist. Da sich dies nicht einfach durch Bildung eines gewichteten Mittels der RBW-Werte für γ- und Neutronenstrahlung erfassen läßt, müßte die RBW an verschiedenen Stellen des Strahlungsfeldes experimentell bestimmt werden. Abbildung 5 zeigt die Ergebnisse solcher Messungen. Die oberen Kurven beruhen auf Literaturwerten [5], die unteren wurden von MAGDON [11] in Primärkulturen menschlicher Tumore am Rossendorfer Zyklotron bestimmt. In mehreren Tiefe neines Phantoms wurden Dosiseffektkurven aufgenommen und daraus die RBW für verschiedene Werte der Überlebensrate bestimmt. Es zeigt sich, daß nicht nur die RBW, sondern auch der Abfall der RBW mit der Tiefe vom gewählten Überlebensniveau abhängt. Der Abfall der RBW erfolgt im allgemeinen nicht linear wie bei der im vorliegenden Falle grob vereinfachten Darstellung.

Die Frage nach dem Einfluß der Überlebensniveaus leitet über zu Punkt c), der Abhängigkeit der RBW von der Dosis, die als Variable anstelle des Überlebensniveaus deshalb günstiger ist, weil dieser physikalische Parameter auch dann noch sinnvoll bleibt, wenn der biologische Effekt nicht durch eine Überlebensrate beschrieben werden kann. In Abbildung 6 sind zwei beliebige Überlebenskurven für γ- und Neutronenstrahlung dargestellt.

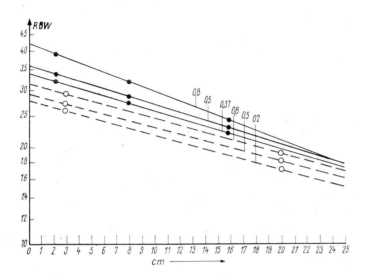

Abb. 5. RBW für Neutronen in Abhängigkeit von der Tiefe für verschiedene Überlebensraten. (nach Evans u. Mitarb. [5] u. Magdon [11])

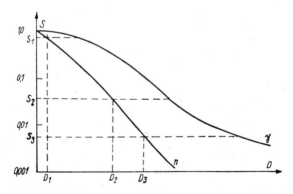

Abb. 6. Dosisabhängigkeit der RBW für Neutronen

63

Die Neutronenkurve ist nicht nur steiler sondern auch weniger gekrümmt als die γ-Kurve. Daraus resultiert, daß für ein gegebenes biologisches Testsystem keine RBW schlechthin existiert. Je nachdem wie groß das Ausmaß des Effekts gewählt wurde, ergeben sich verschiedene Werte. Eine hohe Überlebensrate (S_1), zu der eine kleine Neutronendosis (D_1) gehört, liefert ein großes Dosisverhältnis, d. h. eine hohe RBW, die mit wachsender Neutronendosis (D_2, S_2) abnimmt. Bei höheren Dosen kann jedoch die RBW auch wieder zunehmen, wenn nämlich ein Teil der Zellpopulation anoxisch ist. Man hat dann die Dosiseffektkurve als Summe einer steileren und einer flacheren Kurve zu betrachten, was zu einem Abknicken führt. Dieses Abknicken ist jedoch für die γ-Kurve viel stärker ausgeprägt, da der Sauerstoffeffekt für Neutronen gering ist. Aus diesem Grunde ergeben sich für D_3 wieder größere RBW-Werte. Diese Überlegung liefert zugleich die Vorschrift für die Berechnung der RBW für ein Gewebe mit einem Anteil anoxischer Zellen: Es sind die entsprechenden Dosiseffektkurven gewichtet zu addieren, wobei diejenige für anoxische Zellen aus derjenigen für oxische Zellen mit Hilfe der einigermaßen universellen OER-Werte (6) ermittelt werden kann.

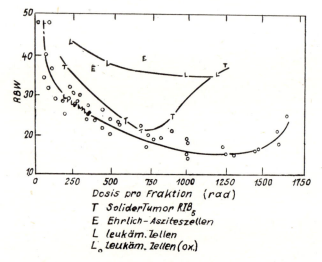

T Solider Tumor RIB$_5$
E Ehrlich-Asziteszellen
L leukäm. Zellen
L$_0$ leukäm. Zellen (ox.)

Abb. 7. RBW schneller Neutronen in Abhängigkeit von der Dosis für verschiedene Testsysteme (entnommen aus FIELD [7])

Einige experimentelle Ergebnisse aus der Literatur zeigt Abbildung 7. Die Kreise beziehen sich auf verschiedene Normalgewebe und verschiedene Endeffekte. Bei sehr hohen Dosen zeigt sich ein Wiederanstieg, was als Folge eines kleinen Anteils anoxischer Zellen auch bei Normalgeweben zu deuten ist. Der kompakte Tumor (Symbol T) liefert bei kleinen Dosen nur wenig größere RBW-Werte, der Wiederanstieg aber setzt infolge eines großen Anteils anoxischer Zellen viel früher ein. Künstlich oxygenierte Leukämiezellen (Symbol LO) verhalten sich wie Normalzellen. Die gleichen Leukämiezellen unter normalen, d. h. weitgehend anoxischen Bedingungen (Symbol L), liefern viel höhere RBW-Werte und es gibt folgerichtig keinen Anstieg mit wachsender Dosis.

Allgemein verdeutlicht Abbildung 7 einerseits die generell höheren RBW-Werte für anoxische Gewebe aber andererseits auch biologisch bedingte Unterschiede von Gewebe zu Gewebe, und sie zeigt, daß dies alles stark von der gewählten Dosis abhängt.

2.   Folgerungen für die Neutronentherapie

Solange noch keine umfangreichen klinischen Erfahrungen mit Neutronen vorliegen, ist man bei der Bestrahlungsplanung in der praktischen Neutronentherapie in erster Linie auf den Vergleich mit γ- oder Röntgenstrahlung angewiesen. Die Abhängigkeit der dafür erforderlichen RBW-Faktoren von den verschiedenen diskutierten Parametern schafft aber eine unübersichtliche Situation. Es wäre daher sicher von Vorteil, könnte man eine durch Berechnung oder Messung am Phantom gewonnene Dosisverteilung in einem Neutronenstrahlungsfeld durch eine hypothetische, an allen Stellen wirkungsäqivalente γ-Strahlen-Dosisverteilung ersetzen. Dies würde es erleichtern, eine Neutronendosisverteilung hinsichtlich ihrer therapeutischen Wirkung auf der Grundlage der jahrzehntelangen klinischen Erfahrung mit γ- und Röntgenstrahlen zu beurteilen.

Wirkungsäquivalente γ-Dosen erhält man per definitionem mit Hilfe des RBW-Faktors. Wegen der zahlreichen Einflußgrößen ist aber an eine — ihrerseits fragwürdige — tierexperimentelle Bestimmung der erforderlichen RBW-Werte für verschiedene Tumoren und verschiedene Normalgewebe variablen Oxygenierungsgrades, für verschiedene γ-Anteile und für verschiedene Dosen kaum zu denken. Eine Alternative bildet die RBW-Bestimmung auf der Grundlage von Überlebenskurven aus Zellkulturen, was außerdem die Erfassung individueller Unterschiede durch Verwendung von Primärkulturen menschlicher Tumore ermöglicht. Dabei treten unter anderem zwei Probleme auf: Erstens das Problem der Relevanz solcher RBW-Werte für die letztlich interessierende in vivo-Situation und zweitens das Problem des Meßaufwandes.

Zur Umgehung des letztgenannten Problems wird im folgenden eine theoretisch-biophysikalische Methode vorgeschlagen, die ebenfalls auf Überlebenskurven beruht, deren Anwendung jedoch den experimentellen Aufwand wesentlich verringern würde. Das Problem der Brauchbarkeit solcher in vitro-RBW-Werte steht dabei in gleicher Weise. Es sei in diesem Zusammenhang nochmals betont, daß es nicht darum geht, auf der Basis von Überlebenskurven direkt Bestrahlungsdosen festzulegen, sondern lediglich darum, eine Relation zur γ-Strahlung herzustellen. Die Verwendung solcher in vitro-RBW-Werte bedeutet also „nur" anzunehmen, daß eine γ- und eine Neutronendosis, die in vitro die gleiche Koloniebildungsfähigkeit hervorrufen, auch in vivo gleiche Strahleneffekte bewirken würden. Ansonsten könnten die Dosiseffektkurven in vivo beliebig und z. B. für verschiedene Tumore unterschiedlich „verbogen" sein.

3.   Beschreibung der Modellkonzeption

Der Erläuterung der Grundzüge der biophysikalischen Modellkonzeption sei zunächst vorangestellt, was die Theorie leisten soll. Sie soll ermöglichen, bei Vorgabe einer experimentell bestimmten Überlebenskurve für dünn ionisierende Strahlung, sowie der mittleren Größe des Zellkerns der betreffenden Zellen Überlebenskurven für beliebige andere Strahlenarten zu berechnen, darunter auch für Neutronenstrahlung mit beliebigem Energiespektrum sowie variablem γ-Anteil.

Aus diesen Dosiseffektkurven erhält man dann in üblicher Weise die RBW der betreffenden Neutronenstrahlung in Abhängigkeit von der Dosis. Durch Variation des γ-Anteils ergibt sich die RBW für beliebige Orte im Strahlungsfeld, also die Tiefenabhängigkeit. Unterschiedliche Anteile anoxischer Zellen können durch Überlagerung der entsprechenden Dosiseffektkurven leicht modelliert werden, wobei als Ausgangspunkt nur die entsprechende γ-Strahlen-Kurve für aerobe Bedingungen bekannt zu sein braucht.

Falls sich die bisher vor allem an Bakterien [10] als brauchbar erwiesene Theorie auch für Säugerzellen bewährt, wofür gute Gründe vorliegen [8], brauchte jeweils nur noch eine Überlebenskurve für ein interessierendes Tumor- oder Normalgewebe bzw. für eine individuelle Primärkultur aufgenommen zu werden. Dies würde bezüglich des Arbeitsaufwandes die Möglichkeiten zur Untersuchung verschiedener Gewebe und individueller Tumoren stark erweitern, denn um auf rein experimentelle Weise das gleiche zu erreichen, müßten zusätzlich eine ganze Reihe von Dosiseffektkurven für Neutronen in verschiedenen Tiefen und jeweils für oxische und anoxische Bedingungen bestimmt werden. Das ist deshalb erforderlich, weil es nicht ohne weiteres möglich ist, die Dosiseffektkurve für eine gemischte Strahlung aus den Dosiseffektkurven für die einzelnen Komponenten zu konstruieren, da beide Komponenten ja in jeder einzelnen Zelle zusammenwirken.

Die wesentlichste Voraussetzung der vorgeschlagenen Theorie besteht in der Annahme, daß für die Strahleninaktivierung der Zelle im physiologischen Dosisbereich praktisch allein die von der Strahlung hervorgerufenen molekularen DNS-Schäden verantwortlich sind. Ein konkretes Muster von primären DNS-Schäden in einer einzelnen Zelle braucht dabei keineswegs in direkter und eindeutig determinierter Form die Inaktivierung zu bewirken. Vielmehr können beliebig komplizierte und vielstufige Prozesse ablaufen, die in den DNS-Schäden ihren Ausgangspunkt haben und die in verschiedenen Zellen selbst bei gleichem primären Schadensmuster zu unterschiedlichen Auswirkungen führen.

Jedoch muß folgendes gelten: Die Wahrscheinlichkeit, daß eine Zelle überlebt, kann nur von den konkreten Anzahlen der in ihrer DNS primär erzeugten Schäden der verschiedenen Typen abhängen. Wir bezeichnen diese Überlebenswahrscheinlichkeit als Funktion der Schadenszahlen mit

$$H(k_\mathrm{I}, k_\mathrm{II}, \ldots),$$

wobei jede Schadenszahl k für einen anderen Schadenstyp steht. Zur Verein-

fachung der Formeln soll die folgende Diskussion zunächst auf nur einen Schadenstyp beschränkt werden:

$$H(k)$$

ist somit die Wahrscheinlichkeit, daß eine Zelle überlebt, wenn genau k primäre
Schäden erzeugt wurden.

Der entscheidende Punkt der Theorie besteht nun darin, daß $H(k)$ nicht davon
abhängen kann, auf welche Weise diese primären Schäden erzeugt wurden, d. h.
die Wahrscheinlichkeit $H(k)$ ist unabhängig von Strahlenart und Dosis; sie ist ein
rein biologisches Charakteristikum des gegebenen Objektes und allein von diesem
abhängig. Strahlenart und Dosis dagegen bestimmen nur die Häufigkeiten, mit
denen die verschiedenen Anzahlen von Schäden in einem Zellkern vorkommen.
Bezeichnen wir diese relativen Häufigkeiten des Vorkommens von k Schäden in
einem Zellkern mit

$$F_k,$$

so gilt für die Überlebensrate

$$S = \sum_k H(k)\, F_k. \tag{8}$$

(8) ist die Grundformel der Theorie.

Die relativen Häufigkeiten F_k sind im wesentlichen eine physikalische Angelegen-
heit; sie lassen sich im Prinzip für jede beliebige Strahlenart als Funktion der
Dosis bestimmen. Formel (8) ermöglicht, damit die entsprechenden Überlebenskurven zu berechnen, wobei das zunächst unbekannte $H(k)$ durch Anpassung
einer Dosiseffektkurve für eine Strahlenart, am besten für γ- oder Röntgenstrahlung, ermittelt werden muß.

Damit ist in groben Umrissen der Rahmen der Theorie abgesteckt. Die eigentliche
Problematik liegt in der Berechnung der Häufigkeiten F_k. Ausführlicher lautet (8)

$$S(D) = \sum_{k=0}^{\infty} H(k)\, F_k \quad (D,\ \text{Strahlenqualität} /\eta_i/\ Y, l). \tag{8a}$$

Neben den schon erwähnten Parametern Dosis und Strahlenqualität treten noch
weitere auf, von denen die indizierte Größe η_i die wichtigste ist. Sie charakterisiert
den Schadenstyp. Es ist ja klar, daß es kein F_k schlechthin geben kann, sondern daß
dies davon abhängen muß, ob von Doppelstrangbrüchen, Einstrangbrüchen oder
anderen Einstrangschäden die Rede ist. Da es gegenwärtig noch nicht gerechtfertigt erscheint, sich von vornherein auf einen potentiell letalen Schadenstyp
festzulegen, muß dieser Punkt zunächst offen bleiben und der Formalismus sogar
auf mehrere Schadenstypen erweitert werden. Die Verallgemeinerung auf z. B.

67

zwei Schadenstypen lautet:

$$S(D) = \sum_{k_\mathrm{I}=0}^{\infty} \sum_{k_\mathrm{II}=0}^{\infty} H(k_\mathrm{I}, k_\mathrm{II})\, F_{k_\mathrm{I},\,k_\mathrm{II}} \;(D, \text{Strahlenqualität}\; /\eta_\mathrm{i}{}^\mathrm{II}, \eta_\mathrm{i}{}^\mathrm{II}/\; Y, l), \quad (9)$$

wobei jetzt zwei η_i auftreten, wovon jedes einen anderen Schadenstyp charakterisiert. Unter gewissen Voraussetzungen läßt sich dieser Mehr-Schadenstyp-Formalismus (9) rein formal auf den einfacheren Formalismus (8a) zurückführen, wobei das dann formale η_i im allgemeinen eine Mischung mehrerer Schadenstypen repräsentiert [10].

Für die Berechnung der F_k benötigt man eine modellmäßige Beschreibung der Schadensauslösung. Diese braucht nur soweit ins Detail zu gehen, daß die unterschiedliche Effektivität der Schadenserzeugung verschiedener geladener Teilchen in Abhängigkeit von deren Energie richtig herauskommt. Dies erfordert jedoch, bis auf einzelne Ionisationen zurückzugehen. Dann ist das folgende, an die Treffertheorie erinnernde Modell möglich: Ein einzelner DNS-Schaden kann dann entstehen, wenn ein geladenes Teilchen die DNS bzw. ein sie eng umschließendes Targetvolumen durchquert. Ob dabei tatsächlich ein Schaden entsteht, hängt von der bei diesem Ereignis im Targetvolumen auftretenden Anzahl von Ionisationen ab. η_i ist die Wahrscheinlichkeit, daß ein bestimmter Schaden entsteht, wenn i Ionisationen erzeugt wurden.

Für Doppelstrangbrüche z. B. ist η_i so beschaffen, daß im Mittel mehrere Ionisationen benötigt werden. Daher sind dichter ionisierende Teilchen für die Erzeugung von Doppelstrangbrüchen effektiver. Für Einstrangbrüche gilt das Gegenteil. Bei diesen Berechnungen werden allerdings die stets vorhandenen δ-Elektronen oberhalb einer bestimmten Abschneideenergie als separate Teilchen behandelt, so daß es nicht nur auf die LET_∞ ankommt.

Um nun diese modellmäßige Beschreibung zu überprüfen und zugleich quantitative Anhaltspunkte für η_i zu erhalten, kann man mit experimentell bestimmten Bruchzahlen vergleichen. Da F_k die Häufigkeit angibt, mit der k Schäden erzeugt werden, hat man den Mittelwert zu bilden:

$$\bar{k} = \sum_{k=0}^{\infty} k\, F_k(D, \text{Strahlenqualität}\; /\eta_i/\; y, l) = D \cdot Y \cdot f\,(\text{Strahlenqualität}/\eta_i). \quad (10)$$

Man erhält dann die folgende, etwas einfachere Formel für die mittlere Zahl n von Schäden pro DNS-Längen-Einheit und Dosiseinheit:

$$n = \frac{\bar{k}}{Dy} = \sum_i \eta_i f_1(i)/\bar{z}_\mathrm{F}. \quad (11)$$

Auf diese Weise stellt die Theorie einen quantitativen Zusammenhang zwischen Dosiseffektkurven und experimentell bestimmbaren DNS-Schadenszahlen her. Die bereits von ABEL erläuterte Abbildung 3 (Seite 49) zeigt den Vergleich mit dem Experiment für Ein- und Doppelstrangbrüche. Aus der Literatur wurde eine große

Zahl von Meßergebnissen bei verschiedenen Strahlenqualitäten — gekennzeichnet durch Strahlenart und LET (Abszisse) —, die mit Hilfe der Gradientenzentrifugation und mit anderen Methoden erhalten wurden, zusammengestellt. Da die experimentellen Punkte stark streuen und da zu wenig Experimente für höhere LET-Werte vorliegen, kann man zunächst nur feststellen, daß die Theorie zugleich mit der richtigen Größenordnung der absoluten Werte der Bruchraten auch die richtige Form der Abhängigkeit von der Strahlenqualität liefert. Eine in der Zwischenzeit erschienene Arbeit von CHRISTENSEN u. a. [4] mit 8 verschiedenen Strahlenarten, die noch nicht in die Abbildung 3 auf S. 49 aufgenommen wurde, bestätigt allerdings nachdrücklich unser Modell.

Zur praktischen Anwendung der Theorie auf Säugerzellen ist es jedoch nicht möglich, η_i von vornherein als bekannt vorauszusetzen, da erstens die experimentellen Daten über Bruchzahlen noch unzureichend sind und zweitens kann η_i eine unbekannte Mischung mehrerer Schadenstypen (darunter auch andere als DNS-Brüche) beinhalten. η_i kann aber durch Analyse von Dosis-Effekt-Kurven für verschiedene schwere geladene Teilchen (Spursegmentmethode) bestimmt werden. Eine Reihe derartiger Experimente mit Säugerzellen liegt in der Literatur vor. Auf Grund des physikochemischen Charakters von η_i, gestützt auch durch die in Abbildung 3 auf S. 49 zum Ausdruck kommende Objektunabhängigkeit der Bruchzahlen, ist anzunehmen, daß derartige Analysen ein weitgehend universelles η_i liefern werden (verschieden nur für aerobe und anaerobe Bedingungen). Unter dieser Voraussetzung ist dann die Berechnung von Dosis-Effekt-Kurven für Neutronenstrahlung (mit γ-Komponente), ausgehend von nur einer experimentellen Dosis-Effekt-Kurve für dünn ionisierende Strahlung, möglich.

Die in Formel (8a) noch auftretenden Parameter Y und l charakterisieren das spezielle zelluläre Objekt in geometrischer Hinsicht. Y bedeutet die DNS-Länge (Molekulargewicht · 3,4 Å) pro Zellkern (bei Inhomogenität der Population den Maximalwert). Dieser Parameter kann unbestimmt bleiben, wodurch nur eine entsprechende Unbestimmtheit des $H(k)$ auftritt, während die Dosis-Effekt-Kurven selbst davon unberührt bleiben. Da für den hier erörterten Zweck $H(k)$ unmittelbar nicht interessiert, spielt Y also keine Rolle.

l — die mittlere Dicke des Zellkerns — ist dagegen ein essentieller Parameter, der zwar für dünn ionisierende Strahlung keinen Einfluß hat, für dicht ionisierende Strahlung (Neutronen) jedoch die Dosis-Effekt-Kurven wesentlich bestimmt.

Der mathematische Aufwand zur Berechnung der Wahrscheinlichkeiten F_k, daß bei gegebener Dosis und Strahlenart insgesamt k DNS-Schäden in einem Zellkern auftreten, ist beträchtlich und erfordert den Einsatz schneller Computer. Abbildung 8 soll das verdeutlichen.

Der mit gewissen Näherungen geschlossene mathematische Formalismus ergibt sich aus der Synthese folgender drei Hauptschritte:

a) Formulierung der Häufigkeiten, mit denen Spurenmuster wie in Abbildung 8 der verschiedensten Art auftreten, ausgehend von den physikalischen Wirkungsquerschnitten der Neutronen.

b) Formulierung der Wahrscheinlichkeitsverteilung für die Zahl der DNS-Durch-
   querungen bei vorgegebenem Spurenmuster für jede Art geladener Teilchen
   einzeln und aufgegliedert nach deren Energie.
c) Formulierung der Wahrscheinlichkeit des Auftretens dieser oder jener Ionen-
   zahl unter Berücksichtigung der relativen Häufigkeiten von Ionisationsclustern
   für jede DNS-Durchquerung.

Die entsprechenden Rechenprogramme für die Strahlenarten Röntgen, γ und
schwere Ionen liegen vor, für schnelle Neutronen befinden sie sich in Vorbereitung.

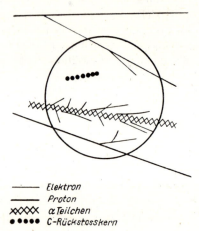

Abb. 8. Zellkern mit verschiedenen
Spuren geladener Teilchen in einem
Neutronenstrahlungsfeld

——— Elektron
——— Proton
xxxxx αTeilchen
• •••• C-Rückstosskern

Literaturverzeichnis

[1] ABEL, H., S. MATSCKHE und K. REGEL: Proc. of the First Symposium on Neutron Dosi-
    metry in Biology and Medicine, Neuherberg/München, May 1972 S. 663.
[2] BEWLEY, D. K., in: Current Topics in Radiation Research, Herausg. M. Ebert und
    A. Howard (North-Holland, Amsterdam 1970) S. 279.
[3] BROERSE, G. W., G. W. BARENDSEN und G. R. VAN KERSEN: Int. J. Radiat. Biol. 13,
    559 (1968).
[4] CHRISTENSEN, R. C. u. Mitarbeiter: Int. J. Radiat. Biol. 22, 457 (1972).
[5] EVANS, R. G., und Mitarbeiter: Radiat. Res. 45, 235 (1971).
[6] FIELD, S. B., und C. J. PARNELL: Brit J. Radiol. 38, 618 (1965).
[7] FIELD, S. B.: Radiology 93, 915 (1969).
[8] GÜNTHER, K.: ,,Grundzüge einer phänomenologischen Theorie der biologischen Strahlen-
    wirkung", Dissertation, Berlin 1968.
[9] GÜNTHER, K.: studia biophysica 8, 45 (1968).
[10] GÜNTHER, K., und W. SCHULZ: studia biophysica 34, 165 (1972).
[11] MAGDON, E.: pers. Mitteilung.

BIOLOGISCHE GRUNDLAGEN

Relative biologische Wirksamkeit (RBW) schneller Neutronen bei menschlichen Zellkulturen aus embryonalem und malignem Gewebe

E. Magdon

Zentralinstitut für Krebsforschung der Akademie der Wissenschaften der DDR

In den letzten Jahren sind die experimentellen Untersuchungen zur biologischen Wirkung schneller Neutronen sprunghaft angestiegen. Der Grund dafür lag in der Tatsache, daß der Strahlenresistenz der hypoxischen Tumorbereiche mit Hilfe der schnellen Neutronen wirksam begegnet werden kann und mit dieser neuen Strahlenqualität sich die Möglichkeit eröffnet, die Strahlentherapie maligner Tumoren weiter zu entwickeln.

Auf Grund der bisher vorliegenden Ergebnisse, die tierexperimentell oder an menschlichen Dauerzellkulturen gewonnen wurden, konnte die Berechtigung abgeleitet werden, mit der klinischen Entwicklung der Neutronentherapie zu beginnen. Gleichzeitig wurde aber auch deutlich, daß eine Vielzahl strahlenbiologischer Fragen noch weiterer Untersuchungen bedarf. Das bezieht sich weniger auf die grundlegenden Aspekte der Wirkung schneller Neutronen, die an einer Vielzahl biologischer Objekte ermittelt wurden — vor allem die höhere relative biologische Wirksamkeit der Neutronen gegenüber Strahlung mit geringerer LET, im wesentlichen verursacht durch ihre stärkere Wirkung auf hypoxische, anoxische und teilungsinaktive G_0-Zellen sowie auf Zellpopulationen mit hoher intrazellulärer Repairfähigkeit — sondern auf solche Untersuchungen, die unmittelbar der biologischen Planung der Strahlentherapie mit schnellen Neutronen dienen.

Für die biologische Bestrahlungsplanung mit schnellen Neutronen sind vor allem folgende Aspekte zu berücksichtigen:

— die biologische Variabilität der verschiedenen Tumor- und Normalgewebe in Bezug auf die zellulären Parameter — Strahlenempfindlichkeit, Repairvermögen und Zellproliferationskinetik — und ihre Auswirkungen auf die relative biologische Wirksamkeit (RBW) schneller Neutronen,

— die Abhängigkeit der relativen biologischen Wirksamkeit (RBW) von der Höhe der Einzeldosis und der Gewebetiefe.

Diesen Aspekten wurde in folgender Weise Rechnung getragen:

Es wurden Versuchsbedingungen gewählt, die unter in vitro-Bedingungen dem Verhalten von Zellpopulationen, die einer strahlentherapeutischen Behandlung unterzogen wurden, nahe kommen. Damit wurde die Tatsache berücksichtigt, daß Zellinien in der Dauerkultur einer Entdifferenzierung unterliegen, die eine Verwendung biologischer Daten dieser Linien für die Bestrahlungsplanung beim Patienten fragwürdig machen.

Material und Methoden

Wir verwendeten primäre Zellkulturen, die unmittelbar aus Explantaten menschlicher Tumoren bzw. aus menschlichem Embryonalgewebe hergestellt wurden. Die Kultur erfolgte nach Trypsinierung der Explantate in einem Medium folgender Zusammensetzung:

L-Arginine	52,5	mg
L-Cystine	12,0	mg
L-Histidine	15,5	mg
L-Isoleucine	26,0	mg
L-Lysine	26,0	mg
L-Methionine	7,5	mg
L-Phenylalanine	16,0	mg
L-Threonine	24,0	mg
L-Tryptophan	5,0	mg
L-Tyrosine	18,0	mg
L-Valine	23,0	mg
Cholin-Chloride	0,5	mg
Folic Acid	0,5	mg
i-Inositol	1,0	mg
Nicotinamide	0,5	mg
Calcium Pantothenate	0,5	mg
Pyridoxal	0,5	mg
Riboflavin	0,05	mg
Thiamin Hydrochloride	0,5	mg
Bacto-Dextrose	0,5	mg
Sodium Chloride	7,4	g
Potassium Chloride	0,4	g
Calcium Chloride	0,17	g
Magnesium Chloride	0,1	g
Monosodium Phosphate	0,075	g
Sodium Bicarbonate	1,0	g
Magnesium Sulfate	0,05	g
Disodium Phosphate	0,03	g
Monopotassium Phosphate	0,03	g
Glucose	2,50	g
Phenol Red	0,005	g
Lactalbuminhydrolysate	2,5	g
Bacto Yeast Extract	1,0	g
Glutamine	0,050	g
Aqua bidest.	1 000,0	ml

Einstellung der Wasserstoffionenkonzentration auf pH 7,2 durch Zugabe von 5,6%iger Natriumbicarbonatlösung. Vor der Verwendung wird das Medium mit 20% menschlichem inaktivierten Serum angereichert und 100 IE Penicillin/ml und 0,5 mg/ml Streptomycin zugefügt.

Die Bestrahlung mit Neutronen erfolgte mit dem Zyklotron U 120 des Zentralinstituts für Kernforschung in Dresden-Rossendorf bei einer Deuteronenenergie von 13,5 MeV und einer mittleren Neutronenenergie von 6,2 MeV. Zur Bestimmung der RBW-Werte wurde nicht der konventionelle Vergleichsstandard 250 keV Röntgenstrahlen, sondern der gegenwärtig wichtigsten Quelle der klinischen Strahlentherapie entsprechend, ^{60}Co-γ-Strahlung, benutzt.

Die Bestrahlung der Zellkulturen erfolgte bei 37°C unter Phantombedingungen in der Mehrzahl der Versuche in einer dementsprechenden Gewebetiefe von 3 cm. Sämtliche Bestrahlungsversuche wurden in Falconplastik-Kulturgefäßen durchgeführt. Die Zellen befanden sich zum Zeitpunkt der Bestrahlung in der Wachstumsphase. Die Auswertung der Versuche trug folgenden Aspekten Rechnung: Erfassung morphologischer Veränderungen durch Mikrophotographie, Bestimmung der Überlebensrate der proliferativ aktiven Zellen und, daraus abgeleitet, Ermittlung der RBW-Werte unter Verwendung der Kriterien D_{37}, D_0 und D_q.

Ergebnisse

Morphologisch erfaßbare Schäden:

In Abhängigkeit von der Strahlendosis und der verwendeten Strahlenqualität wurde eine Zelle als morphologisch geschädigt bewertet, wenn mehrere der folgenden Kriterien erfüllt wurden: wesentliche Zellvergrößerung, Zellkernvergrößerung, Mehrkernigkeit, Zunahme der Nukleoli, Vakuolisierung, Granulierung, Zell-Lyse. Die Versuche ergaben, daß im Dosisbereich bis zu 200 rad ^{60}Co-Bestrahlung und 100 rad Neutronenbestrahlung keine deutlichen morphologischen Schäden erkennbar waren. In diesem Dosisbereich entsprach das morphologische Bild der untersuchten primären Zellkulturen aus embryonalem Lungengewebe den in den Abbildungen 1—4 dargestellten Mikrophotographien.

Für die bei höheren Dosen nach ^{60}Co-γ-Strahlung und schnellen Neutronen morphologisch stärker sichtbar werdenden Interphaseschädigungen wurde versucht, für die quantitativ erfaßbaren Kriterien — Zellkerngröße, prozentuale Mehrkernigkeit und prozentuale Vermehrung der Nukleoli — eine Dosiswirkungs-Relation zu erfassen.

Die in der Tabelle 1 dargestellten Werte für diese Kriterien zeigen eindeutig die stärkere biologische Wirkung der Neutronen gegenüber ^{60}Co-γ-Strahlung. Bereits 48 Stunden nach Bestrahlung sind nach Dosen über 1000 rad ^{60}Co-γ-Strahlung und 400 rad schnellen Neutronen die Zellkerne vergrößert und die Zahl der Zellkerne und Nukleoli prozentual vermehrt.

Die in der Tabelle 1 enthaltenen Angaben zeigen zwar qualitativ die stärkere biologische Wirkung schneller Neutronen, sie haben jedoch nur einen begrenzten Aussagewert, da sie für die angeführten Kriterien keine quantitativen Dosis-Wirkungsbeziehungen widerspiegeln. Bei einer Berechnung der RBW-Faktoren, bezogen auf eine Dosis von 500 rad, ergibt sich für die strahleninduzierte Vergrößerung der Zellkerne ein Wert von 1,2, für die Mehrkernigkeit ein Wert von 1,3

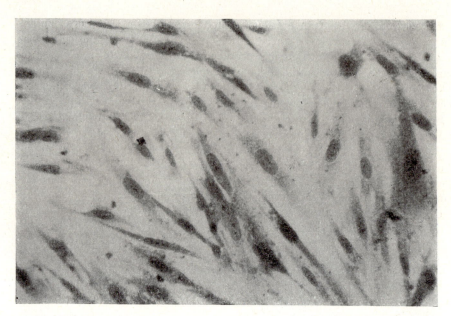

Abb. 1. Mikroskopisches Bild einer primären Zellkultur aus menschlichem embryonalem Lungengewebe. Objektivvergrößerung 10

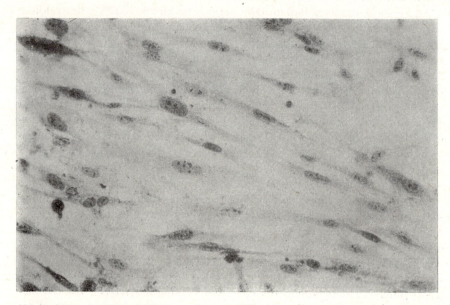

Abb. 2. Mikroskopisches Bild einer primären Zellkultur aus menschlichem embryonalem Lungengewebe nach Bestrahlung mit 100 rad ^{60}Co. Objektivvergrößerung 10

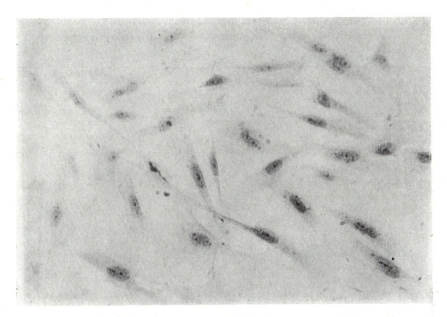

Abb. 3. Mikroskopisches Bild einer primären Zellkultur aus menschlichem embryonalem Lungengewebe nach Bestrahlung mit 200 rad ^{60}Co. Objektivvergrößerung 10

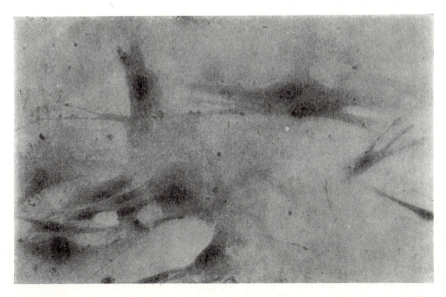

Abb. 4. Mikroskopisches Bild einer primären Zellkultur aus menschlichem embryonalem Lungengewebe nach Bestrahlung mit 200 rad Neutronen (6,2 MeV). Objektivvergrößerung 10

Tabelle 1. Einfluß von ^{60}Co-γ-Strahlung und schnellen Neutronen auf Zellkerngröße und Vermehrung der Zahl der Zellkerne und Nukleoli pro Zelle in primären menschlichen Zellkulturen

Versuchskomponente	Anzahl vergrößerter Zellkerne %	Mehrkernig- keit %	Ver- mehrung der Nukle- oli %
unbestrahlte Zellkultur	2,5	7,5	3,5
500 rad ^{60}Co-γ-Strahlen	2,5	8,2	4,2
1000 rad ^{60}Co-γ-Strahlen	2,0	9,0	5,0
5000 rad ^{60}Co-γ-Strahlen	3,5	14,5	4,5
10000 rad ^{60}Co-γ-Strahlen	8,5	19,0	3,7
300 rad Neutronen(6,2 MeV)	2,8	10,4	4,6
500 rad Neutronen(6,2 MeV)	3,0	10,8	4,6

und für die Vermehrung der Nukleoli ein Wert von 1,1. Diese RBW-Faktoren erlauben für die morphologisch erfaßbare Interphaseschädigung eine orientierende Aussage, können jedoch nicht für die in der Strahlentherapie dominierenden Vorgänge beim Verlust der reproduktiven Fähigkeit bestrahlter Zellpopulationen in Anspruch genommen werden.

So ergab sich die Notwendigkeit der Festlegung quantitativer Kriterien, in denen nicht die Interphaseschädigung, sondern der Verlust der reproduktiven Kapazität als Bezugsbasis genommen wurde, um im strahlentherapeutischen Dosisbereich zu Aussagen zu kommen.

In diesem Zusammenhang ist die Dosisabhängigkeit von Interphaseschäden gegenüber dem Verlust der reproduktiven Fähigkeit darzustellen.

Im englischen Sprachgebrauch werden diese beiden Begriffe auch gleichgesetzt mit den Termini „mitotischer und nichtmitotischer Zelltod". Für den nicht-mitotischen Interphasetod der Zellen werden Strahlendosen im kilorad-Bereich angegeben, während für den mitotischen Tod bzw. den Verlust der reproduktiven Kapazität Strahlendosen im Bereich von 50 bis 500 rad ermittelt wurden. Dieser dosisabhängige Unterschied von Zehnerpotenzen in bezug auf die verschiedenen Mechanismen der zellschädigenden Wirkung der Strahlen zeigt die Notwendigkeit, quantitative Kriterien für den Verlust der reproduktiven Fähigkeiten festzulegen. Dabei war zu prüfen, in welcher Weise ein Verlust der reproduktiven Kapazität im strahlentherapeutischen Dosisbereich bei primären menschlichen Zellkulturen nachweisbar ist.

Zu untersuchen waren die Kriterien:

D_{37} (Reduktion der mitotisch überlebenden Zellen auf 37%),

D_0 (Reduktion der mitotisch überlebenden Zellen auf 37% im linearen Anteil der Überlebenskurve),

D_q (Dosisbereich, in dem subletal geschädigte Zellen intrazellulär repariert werden können, erfaßt durch den Schnittpunkt des extrapolierten linearen Anteils der Überlebenskurve mit der Dosisordinate bei der 100%-Überlebensrate).

Bisher liegen in der Literatur für Primärkulturen aus menschlichem Tumormaterial kaum Angaben für diese quantitativen Kriterien vor. Als limitierender Faktor für die Ermittlung dieser Werte war zu prüfen, ob die unter primären Zellkulturen mögliche Kulturdauer für die Gewinnung dieser Werte ausreicht, da zur Erfassung des mitotischen Todes bzw. des Verlustes der reproduktiven Fähigkeit eine minimale Zellteilungszahl von 5 Teilungen notwendig ist, daß heißt, die Mindestdauer der Kultur muß die Zellverdopplungszeit in der maximalen Proliferationsphase ($D_t$max) um mehr als den Faktor 5 überschreiten.

Daraus resultierte die Notwendigkeit, eine quantitative Aussage zum $D_t$max zu erhalten.

Die Erfassung der Proliferationskinetik ergibt sich sowohl aus der Notwendigkeit, zu den methodischen Grundlagen bei der Erfassung der quantitativen Kriterien für die primäre Strahlenempfindlichkeit und den intrazellulären Repair beizutragen, als auch daraus Daten für die, das strahlentherapeutische Ergebnis determinierende, Repopulationsfähigkeit des jeweiligen bestrahlten Gewebes zu gewinnen.

Die Repopulation des strahlengeschädigten Gewebes wird im wesentlichen bestimmt durch die Anzahl der Zellen, die sich in der aktiven Proliferation befinden, die sogenannte Wachstumsfraktion, und die Zeitdauer des Zellzyklus.

Aus beiden Parametern resultiert ein relativ einfach zu gewinnender Faktor, und zwar die Zellverdopplungszeit in der maximalen Proliferationsphase der Zellkultur ($D_t$max).

Wir untersuchten Primärkulturen menschlicher Collum-Karzinome, Melanoblastome, Bronchial-Karzinome sowie HeLa-Zellkulturen und Primärkulturen eines Mamma-Karzinoms von C_3H-Inzuchtmäusen.

Die in der Tabelle 2 dargestellten Ergebnisse zeigen mit Ausnahme des Melanoblastoms weitgehend übereinstimmende Werte für die $D_t$max, so daß die Aussage abgeleitet werden kann, daß unter den angegebenen Kulturbedingungen eine gute Proliferationsfähigkeit sowohl bei Primärkulturen als auch bei Dauerzellinien erreicht werden kann. Als Schlußfolgerung aus den in der Tabelle 2 dargestellten Resultaten ergibt sich, daß die primären Zellkulturen für die Gewinnung quantitativer Aussagen zur primären Strahlenempfindlichkeit und intrazellulären Repairfähigkeit, das heißt, der oben erwähnten Werte für D_{37}, D_0 und D_q eingesetzt werden können, wenn zwischen Bestrahlung und Versuchsauswertung die zur Erfassung des Verlustes der reproduktiven Fähigkeit (Mitosetod) notwendige Zeitdauer mehr als 10 Tage beträgt.

Die Abbildungen 5a—5c zeigen die makroskopisch sichtbaren Kolonien von HeLa-Zellkulturen 14 Tage nach Bestrahlung mit Neutronen und ^{60}Co unterschiedlicher Dosis. Aus dem Vergleich der Zellkulturen untereinander und gegenüber den unbestrahlten Kontrollen wird die stärkere biologische Wirksamkeit der schnellen Neutronen deutlich sichtbar.

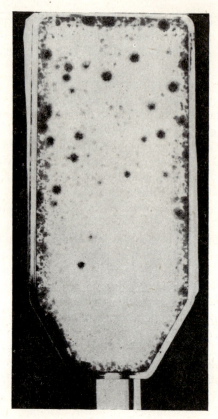 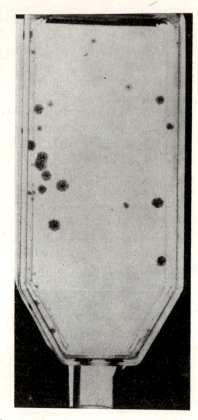

5a   5b

Abb. 5a—5d. Makroskopisch sichtbare Kolonien von HeLa-Zellkulturen unbe-
strahlt und 14 Tage nach Bestrahlung mit Neutronen oder ^{60}Co;

a unbestrahlte Kultur; b 200 rad ^{60}Co-γ-Strahlung;

c 100 rad Neutronen (6,2 MeV); d lupenmikroskopische Darstellung einer Zellkolonie mittlerer Größe (Objektivvergrößerung 3,2)

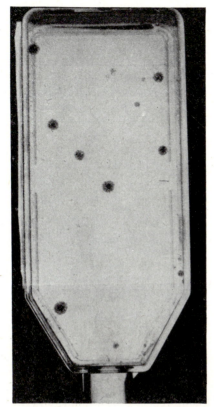

5 c

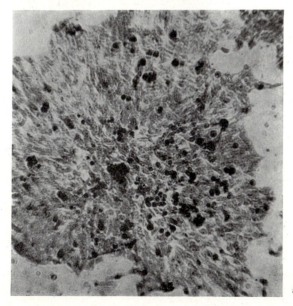

5 d

81

Tabelle 2. Die Zellverdopplungszeit verschiedener Zellkulturen in der maximalen Wachstumsphase

Zellkultur	Zellverdopplungszeit in der maximalen Wachstumsphase D_{tmax} in Stunden
Primärkultur: mittelreifes Plattenepithel-Ca. des Collums (I.W.)	24
Primärkultur: kleinzellliges Plattenepithel-Ca. des Collums (R.B.)	18
Primärkultur: Melanoblastom	51
Primärkultur: undifferenziertes Bronchial-Ca.	20
Primärkultur: Mamma-Ca. der C_3H-Inzuchtmaus	28
Primärkultur: menschliches Embryo	21
HeLa-Zellkultur	22

Die Abbildung 5d zeigt die lupenmikroskopische Darstellung einer Zellkolonie mittlerer Größe.

Quantitativer Ausdruck dieser stärkeren biologischen Wirksamkeit sind die in der Tabelle 3 enthaltenen RBW-Werte für HeLa-Zellen und menschliche Primärkulturen, abgeleitet aus den Zellüberlebenskurven und bezogen auf die jeweiligen Daten für D_{37}, D_0 und D_q nach Einwirkung von ^{60}Co-γ-Strahlung und Neutronen.

Die in der Tabelle 3 enthaltenen Ergebnisse lassen sich in folgender Weise zusammenfassen:

HeLa-Zellen sowie Primärkulturen von menschlichen Embryonen und Plattenepithelkarzinomen des Collum zeigen weitgehend übereinstimmende RBW-Werte für alle gewählten Bezugskriterien. Unerwartet gering waren die RBW-Werte der Primärkulturen eines Melanoblastoms. Die Tabelle macht weiterhin deutlich, daß je nach Wahl des Bezugskriteriums die RBW-Werte der verschiedenen Zellkulturen zwischen 1,2—3,7 variieren können. Für alle Zellkulturen gilt, daß die höchsten RBW-Werte unter Bezugnahme auf D_q (2,5—3,6), während die geringsten RBW-Werte unter Bezugnahme auf D_0 (1,2—2,5) ermittelt wurden. Diese Tatsache läßt sich dahingehend interpretieren, daß offensichtlich für die stärkere biologische Wirksamkeit schneller Neutronen die unterschiedliche Fähigkeit zur Reparatur der strahleninduzierten Schäden in den jeweiligen bestrahlten Kulturen von Bedeutung ist. Da bei der Bezugnahme auf die Kriterien D_{37}, D_0 und D_q unterschiedlich hohe Einzeldosen verglichen wurden, ist die Abhängigkeit der relativen biologischen Wirksamkeit von der Höhe der Einzeldosis bestimmt worden.

Die in der Tabelle 4 enthaltenen RBW-Werte beziehen sich auf die Wirkung schneller Neutronen bei einer Dosis von 50, 100, 200 bzw. 300 rad gegenüber der zur gleichen Wirkung notwendigen Dosis mit ^{60}Co-γ-Strahlung.

Tabelle 3. RBW-Werte von HeLa-Zellen und primären Zellkulturen menschlicher Tumoren und embryonalen Gewebes, bezogen auf die Werte für D_{37}, D_0 und D_q der entsprechenden Überlebenskurven

Zellkultur	RBW bezogen auf		
	D_{37}	D_0	D_q
HeLa	3,2	2,5	3,6
Primärkultur: menschliches Embryo (M.E. 5)	2,5	2,2	3,2
Primärkultur: mittelreifes Plattenepithel-Ca. Collum uteri III (I.W.)	2,5	2,3	3,3
Primärkultur: kleinzelliges Plattenepithel-Ca. Collum uteri I (R.B.)	3,0	2,7	3,7
Primärkultur: Melanoblastom	1,6	1,2	2,5

Die Tabelle 4 zeigt für alle untersuchten Kulturen übereinstimmend, daß die RBW-Werte in der Weise dosisabhängig sind, daß mit zunehmender Dosis die relative biologische Wirksamkeit abnimmt. Das bedeutet, daß vor allem im Bereich geringer Strahlenwirkung mit hohen RBW-Werten gerechnet werden muß. Die Tabelle 5 veranschaulicht die Abhängigkeit der RBW-Werte vom Ausmaß der biologischen Wirkung, bezogen auf die Reduktion der Überlebensrate. Übereinstimmend für alle Kulturen zeigt sich, daß mit zunehmender biologischer Wirkung die RBW-Werte geringer werden. Die Ergebnisse in den Tabellen 4 und 5 weisen ebenfalls darauf hin, daß besonders die im geringen Dosisbereich ablaufenden Repairprozesse durch die Einwirkung schneller Neutronen stärker geschädigt werden als durch ^{60}Co-γ-Strahlung.

Die für alle Zellkulturen beobachtete Verringerung der RBW-Werte bei der Überlebensrate von 10% gegenüber 90% zeigt eine biologische Variabilität im Bereich von 0,5—0,9 RBW-Einheiten, während die biologische Variabilität bei der Reduktion der RBW-Werte in Abhängigkeit von der Einzeldosis von 300 rad gegenüber 50 rad nur 0,7—1,3 RBW-Einheiten beträgt.

Tabelle 4. RBW-Werte schneller Neutronen in Abhängigkeit von der Höhe der Einzeldosis in der Phantomtiefe von 3 cm, bezogen auf die jeweiligen Dosen mit ^{60}Co-γ-Strahlung, die zur Erzielung der gleichen Wirkung notwendig sind

Zellkultur	Dosis in rad			
	50	100	200	300
HeLa		3,2	2,9	2,7
Primärkultur: menschliches Embryo (M.E. 5)	3,3	2,8	2,5	2,4
Primärkultur: mittelreifes Plattenepithel-Ca. Collum uteri III (I.W.)	3,2	2,6	2,5	2,5
Primärkultur: kleinzelliges Plattenepithel-Ca. Collum uteri I (R.B.)	4,0	2,8	2,7	2,7
Primärkultur: Melanoblastom			2,0	1,7

Tabelle 5. RBW-Werte schneller Neutronen gegenüber ^{60}Co-γ-Strahlung, bezogen auf die Reduktion der Zellüberlebensrate auf 90, 50 bzw. 10%

Zellkultur	RBW bezogen auf Überlebensrate in %		
	90	50	10
HeLa	3,1	3,0	2,9
Primärkultur: menschliches Embryo (M.E. 5)	3,1	2,6	2,4
Primärkultur: mittelreifes Plattenepithel-Ca. Collum uteri III (I.W.)	2,8	2,5	2,4
Primärkultur: kleinzelliges Plattenepithel-Ca. Collum uteri I (R.B.)	3,7	3,2	2,8
Primärkultur: Melanoblastom	2,2	1,7	1,4

Für die Strahlentherapie von Bedeutung ist die Frage, ob sich zusätzlich zur Berücksichtigung des Sauerstoffeffektes und dem daraus abgeleiteten therapeutischen Gewinn aus dem Quotienten $\dfrac{\text{OER } (\gamma\text{-Strahlung})}{(\text{OER Neutronen})}$ ein praktischer therapeutischer Vorteil aus dem Quotienten $\dfrac{\text{RBW (Tumorzelle)}}{\text{RBW (Normalzelle)}}$ unter euoxischen Bedingungen ableiten läßt.

In der Tabelle 6 sind die entsprechenden Faktoren bei der Bestrahlung von Collum-Karzinomen verschiedenen histologischen Typs unter Berücksichtigung der verschiedenen Bezugswerte für die RBW dargestellt. Verglichen wurden die in den Tabellen 3, 4, 5 enthaltenen Werte der Primärkulturen der Collum-Karzinome gegenüber den Primärkulturen aus embryonalem Gewebe.

Wie in der Tabelle 6 zum Ausdruck kommt, ergibt sich aus dem Quotienten $\dfrac{\text{RBW Collum-Karzinomzellen}}{\text{RBW Embryonalzellen}}$ für das mittelreife Plattenepithelkarzinom un-

Tabelle 6. Faktoren aus dem Quotienten $\dfrac{\text{RBW Collum-Karzinomzellen}}{\text{RBW Embryonalzellen}}$ bezogen auf D_{37}, D_0 und D_q

Bezugswert	Primärkultur: mittelreifes Plattenepithel-Ca. Collum uteri III (I. W.)	Primärkultur: kleinzelliges Plattenepithel-Ca. Collum uteri I (R.B.)
D_{37}	1,0	1,2
D_0	1,0	1,2
D_q	1,0	1,2

abhängig von der gewählten Bezugsgröße kein zusätzlicher therapeutischer Vorteil. Auch die Berücksichtigung unterschiedlich hoher Einzeldosen ergibt keine Faktoren, die größer als 1 sind. Für das kleinzellige Plattenepithelkarzinom deutet sich ein geringer zusätzlicher therapeutischer Gewinn an, ausgedrückt durch den Faktor 1,2 unter Bezugnahme auf die Werte D_{37} und D_0. Die in der Tabelle 6 dargestellten Faktoren machen deutlich, daß nicht allgemein und grundsätzlich ein zusätzlicher therapeutischer Gewinn aus dem Quotienten $\frac{\text{RBW Tumorgewebe}}{\text{RBW Normalgewebe}}$ erwartet werden kann, sondern daß die biologische Variabilität der RBW-Werte für die verschiedenen Tumor- und Normalgewebe berücksichtigt werden muß.

Zur Entscheidung der Frage, ob grundsätzlich mit einem therapeutischen Gewinn aus dem Quotienten der RBW-Werte für Tumor- und Normalgewebe gerechnet werden kann, müßten weitere Untersuchungen durchgeführt werden, in denen die biologische Variabilität erfaßt und eine Vielzahl verschiedener Tumoren in Form von Primärkulturen gegenüber Primärkulturen verschiedener Normalgewebe in Beziehung gesetzt wird.

Als Schlußfolgerung ergibt sich daraus, daß für den therapeutischen Vorteil im wesentlichen der „anoxische Gewinnfaktor der Neutronentherapie" von Bedeutung ist, da er die stärkere Wirksamkeit der Neutronen gegenüber den therapielimitierenden hypoxischen Zellbereichen im Tumor unmittelbar charakterisiert.

Sedimentationsanalytische Untersuchungen zur Wirkung schneller Neutronen auf die DNS

E. Schröder und E. Magdon

Zentralinstitut für Krebsforschung der Akademie der Wissenschaften der DDR

Die Anwendung schneller Neutronen in der Strahlentherapie maligner Geschwülste hat im wesentlichen folgende Aspekte zu berücksichtigen:

— die höhere relative biologische Wirksamkeit (RBW) schneller Neutronen in Abhängigkeit von Zelltyp, Dosis, Gehalt anoxischer Zellen, Reoxygenierungsverhalten,

— die geringe Beeinflussung durch modifizierende Faktoren (chemische Strahlenprotektoren und Sensitizer),

— die verringerte intrazelluläre Repairfähigkeit von Strahlenschäden durch schnelle Neutronen,

von denen insbesondere der erstgenannte Problemkreis innerhalb der zur Gesamtthematik vorliegenden Untersuchungen einen großen Raum einnimmt. So befaßt sich auch die überwiegende Mehrheit der Publikationen mit biologischen Fragestellungen, während biochemische Untersuchungsbefunde nur in relativ geringer Anzahl vorliegen.

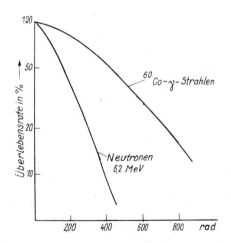

Abb. 1. Schematische Überlebenskurven von Tumorzellen nach Behandlung mit ^{60}Co-γ-Strahlen oder schnellen Neutronen (6,2 MeV) (nach Magdon und Mitarbeitern 1972)

Grundsätzlich läßt sich jedoch aus allen bisher bekannten Ergebnissen ableiten, daß nach Neutronenbestrahlung im Vergleich zur Röntgenbestrahlung stets eine Verstärkung der beobachteten Effekte auftritt, wie das in der Abbildung 1 anhand von Überlebenskurven bestrahlter menschlicher Zellkulturen schematisch dargestellt ist.

Man kann annehmen, daß der unterschiedliche Kurvenverlauf nach Röntgen- oder Neutronenbestrahlung neben einer erhöhten Anzahl von Schadensereignissen u. a. auch Unterschieden in den Repairprozessen strahleninduzierter Schäden entspricht.

Der weitaus größte Teil der gegenwärtig vorliegenden Arbeiten zur Neutronen- thematik befaßt sich mit der Auffindung von RBW-Werten an dem unterschied- lichsten Versuchsmaterial und unter Verwendung unterschiedlicher Kriterien. So wurde die Abnahme der Leukozyten nach Bestrahlung mit ^{60}Co und 14 MeV- Neutronen geprüft; dabei setzte die Phase der Normalisierung nach 100 rad ^{60}Co-Bestrahlung bereits 7 Tage nach der Behandlung ein, für 50 rad Neutronen- bestrahlung hingegen vergrößerte sich dieses Zeitintervall auf 14 Tage (GRAUL und Mitarbeiter 1969).

Über das Regenerationsverhalten der hämatopoietischen Stammzellen nach Rönt- gen- und Neutronenbestrahlung im Femur und in der Milz der Maus berichtete HENDRY (1972). Dabei wurden die Mäuse in vivo ganzkörperbestrahlt und nach der Technik von TILL und McCULLOCH (1961) die stärkere Wirkung der Neutronen auf die hämatopoietischen koloniebildenden Einheiten nachgewiesen.

Gegenüber den strahlenbiologischen Versuchen zur Bestimmung der RBW-Fak- toren schneller Neutronen sind die bisherigen biochemischen Untersuchungen zur Wirkung schneller Neutronen noch von untergeordneter Bedeutung, obwohl be- sonders die Wirkung schneller Neutronen auf den Nukleinsäurestoffwechsel be- sondere Beachtung verdient.

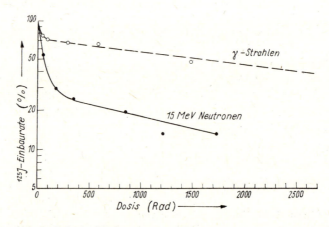

Abb. 2. Relative Einbaurate von ^{125}J-d-Uridin beim Sarkom 180 nach γ- oder Neutronenbestrahlung (nach PORSCHEN und FEINENDEGEN 1973)

Vergleichende Untersuchungen zur Beeinflussung der DNS-Synthese sind von PORSCHEN und FEINENDEGEN durchgeführt worden. Mit Hilfe von markiertem Jod-*d*-Uridin (^{125}J) konnten die Autoren den Zellumsatz innerhalb solider Experimentaltumoren messen. Die Verwendung von ^{125}J-Desoxyuridin erlaubt prinzipiell 2 Arten von experimentellen Messungen:

1. Einbauversuche in die DNS nach Bestrahlung,
2. Bestimmung der Zellverlustrate (also Verlust der ^{125}J-Aktivität nach Bestrahlung).

Der Einfluß von γ- bzw. Neutronenbestrahlung auf den Einbau von ^{125}J-*d*-Uridin beim Sarkom 180 wird in der Abbildung 2 gegenübergestellt.

Von besonderer Wichtigkeit ist die Suche nach Veränderungen der DNS mit Hilfe der Sedimentationsanalyse auf der Grundlage der von McGRATH und WILLIAMS (1966), KAPLAN (1966) sowie MAGDON und SCHRÖDER (1971) verwendeten Methodik. Auf Grund der biologischen Untersuchungsbefunde, die eine verstärkte Wirkung von Neutronen auf eine Vielzahl biologischer Vorgänge demonstrieren, sollte geklärt werden, in welcher Weise sich sedimentationsanalytisch bei neutronenbestrahlten menschlichen Zellen Unterschiede im Sedimentationsverhalten zu ^{60}Co-bestrahlten Zellen nachweisen lassen, wobei die Analyse der Repairprozesse an der strahlengeschädigten DNS die dringlichste Fragestellung ist. Dabei war zu berücksichtigen, daß durch schnelle Neutronen entsprechend der höheren LET gegenüber ^{60}Co-γ-Strahlen im verstärkten Umfang DNS-Doppelstrangbrüche erzeugt werden (CHRISTENSEN 1971) und daß wiederum diese Doppelstrangbrüche intrazellulär nicht reparabel sind (KAPLAN 1966, SAWADA und OKADA 1970, HORIKAWA und NIKAIDO 1970, MAGDON und GUMMEL 1972), wobei insgesamt die Auffassung Geltung hat, daß mit steigender LET die Strahlenschädigung zunimmt und die Repairmöglichkeit dieser Schäden abnimmt (MUNSON und BRIDGES 1969). Aus diesem Grunde wurden die Sedimentationsanalysen sowohl im alkalischen Saccharosegradienten zur Erfassung der DNS-Einstrangbrüche als auch im neutralen Gradienten zur Erfassung der Doppelstrangbrüche durchgeführt.

1.   Material und Methoden

Zellkultur:

Verwendet wurden 48 Stunden alte HeLa-Zellen, die als Monolayer in Eagle-Medium wuchsen.
Die Markierung der zellulären DNS erfolgte durch 16-stündige Inkubation der Kulturen mit 0,3 µCi ^{3}H-Thymidin/ml Medium (spezifische Aktivität: 7,34 Ci/mMol).

Bestrahlung:

Die ^{60}Co-Bestrahlung der HeLa-Zellen wurde in Glas-Kulturflaschen bei Zimmertemperatur durchgeführt, die Dosisleistung betrug 1700 R/Min., Gesamtdosis: 10 kR.

Die Neutronenbestrahlung erfolgte am Zyklotron im Zentralinstitut für Kernforschung Rossendorf; dafür wurden die Zellkulturen in Plast-Kulturflaschen (Falcon) angelegt.
Die Dosisleistung betrug 1 000 rad/Min.

Gradientenzentrifugation:

Nach entsprechender Behandlung der nur bestrahlten oder zusätzlich erholten Zellen wurden diese abtrypsiniert, bei 0—3 °C und 500 g für 10 Min. zentrifugiert, anschließend zweimal mit Phosphatpuffer gewaschen und schließlich resuspendiert. Zirka 5×10^4 Zellen in 0,1 ml werden vorsichtig über einen neutralen (pH 7,6) oder alkalischen (pH 12) Gradienten geschichtet und nach 60 Min. Lysierungszeit (Zimmertemperatur) bei 30 000 g 90 Min. in der Janetzky-Zentrifuge VAC 61 bei 20 °C zentrifugiert. Anschließend werden 3-Tropfen-Fraktionen über Papierfilter gegeben, mit Trichloressigsäure/Alkohol gewaschen und die ^{3}H-Aktivität im Liquid Szintillation Counter bestimmt.

2.   Ergebnisse

Zur Klärung des Unterschiedes in der Wirkung von ^{60}Co und Neutronen trugen die parallel durchgeführten Sedimentationsanalysen im neutralen und alkalischen Saccharosegradienten bei. In der Abbildung 3 sind die Sedimentationsprofile im neutralen Gradienten dargestellt.

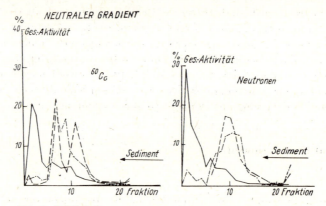

Abb. 3. DNS-Sedimentationsprofile von HeLa-Zellen im neutralen Saccharosegradienten nach ^{60}Co-γ- und Neutronenbestrahlung

nach ^{60}Co-γ-Bestrahlung

Kontrolle (——), 10 krad ^{60}Co (– – –), 10 krad ^{60}Co und 30 Min. Inkubation bei 37 °C (– · – · –)

nach Neutronenbestrahlung

Kontrolle (——), 5 000 rad Neutronen (– – –), 5 000 rad Neutronen und 8 Stunden Inkubation bei 37 °C (– · – · –)

90

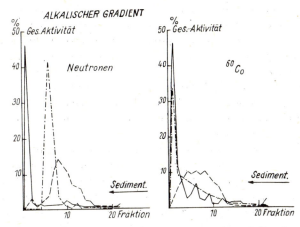

Abb. 4. DNS-Sedimentationsprofile von HeLa-Zellen im alkalischen Saccharose-gradienten nach ⁶⁰Co-γ- und Neutronenbestrahlung

nach ⁶⁰Co-γ-Bestrahlung
Kontrolle (——), 10 krad ⁶⁰Co (– – –), 10 krad ⁶⁰Co und 30 Min. Inkubation bei 37°C (–·–·–·)

nach Neutronenbestrahlung
Kontrolle (——), 5 000 rad Neutronen (– – –), 5 000 rad Neutronen und 8 Stunden Inkubation bei 37°C (–·–·–·)

Die Abbildung zeigt deutlich, daß bei der Lyse und Zentrifugation bei pH 7 die damit erfaßbaren Doppelstrangbrüche erhalten bleiben, das heißt, das Sedimentationsprofil sich nicht normalisiert, sondern die Aktivitätsmaxima im Bereich der 10. Fraktion bleiben.

Die Abbildung 4 zeigt die im alkalischen Saccharosegradienten zentrifugierten Zellkulturen, die parallel mit ⁶⁰Co und schnellen Neutronen bestrahlt wurden. Die Aktivitätsmaxima der einzelnen Versuchskomponenten charakterisieren die Intaktheit der DNS bzw. die Häufigkeit der DNS-Strangbrüche. Sowohl durch ⁶⁰Co als auch durch schnelle Neutronen wird eine annähernd gleiche DNS-Strang-bruchrate induziert. Der entscheidende Unterschied besteht aber — wie die Abbildung zeigt — darin, daß sich die DNS-Brüche bereits durch eine Inkubations-zeit von 30 Min. vollständig reparieren lassen, wenn sie durch ⁶⁰Co-Strahlen induziert werden, während eine solche Reparatur selbst bei einer Erholungszeit von 8 Stunden nur geringfügig angedeutet ist, wenn die Zellkulturen mit Neutronen bestrahlt wurden.

3.   Diskussion

Für die Erklärung der stärkeren biologischen Wirksamkeit schneller Neutronen auf Grund dieser sedimentationsanalytischen Untersuchungen kann man anneh-men, daß der durch Neutronen im Verhältnis zur Bestrahlung mit geringer LET erhöhte Anteil von Doppelstrangbrüchen von Bedeutung ist. Aber die größere Effektivität von Strahlen mit hoher LET, gemessen am Parameter der Bruchbildung, läßt sich wahrscheinlich nicht nur durch eine verstärkte Induktion nichtreparabler Doppelstrangbrüche erklären (NEARAY und Mitarbeiter 1972).

Wir interpretieren die Unterschiede in der Dosis-Wirkung-Beziehung von Neutronen bzw. Strahlung mit hoher LET darüber hinaus in der Weise, daß eine verstärkte Wechselwirkung zwischen den einzelnen Schäden nach Bestrahlung vermutet werden kann, die dann in der veränderten Form vom zellulären Reparatursystem nicht mehr beseitigt werden können.

Für die Anwendung schneller Neutronen in der Strahlentherapie ergab sich aus den bisherigen sedimentationsanalytischen Untersuchungen, daß das fehlende Repairvermögen bei den mit schnellen Neutronen induzierten Schäden an der DNS auch in der zeitlichen Dosisverteilung in der Therapie Berücksichtigung finden muß. Das würde bedeuten, daß für das Fraktionierungsverfahren die Vorgänge der intrazellulären DNS-Reparatur ohne Einfluß sind und nur die zellpopulationskinetischen Prozesse der Repopulation in den bestrahlten Körperregionen eine Rolle spielen. Allerdings läßt sich bisher noch nicht absehen, ob zwischen Tumor und Normalgeweben möglicherweise Unterschiede in den Repairvorgängen nach Bestrahlung mit schnellen Neutronen von Bedeutung sein könnten.

Literaturverzeichnis

CHRISTENSEN, R. C.: 1971, Ph. D. Thesis, University of California, Report LBL-28.

McGRATH, R. A., und R. W. WILLIAMS: Nature 212, 534 (1966).

GRAUL, E. H., W. RÜTHER und H. KRÜGER: Strahlentherapie 138, 699 (1969).

HENDRY, J. H.: Int. J. Radiat. Biol. 22, 279 (1972).

Ders.: Brit. J. Radiology 45, 923 u. 933 (1972).

HORIKAWA, M., O. NIKAIDO, T. TANAKA, H. NAGATA und T. SURGAHARA: Exp. Cell Res. 63, 325 (1970).

KAPLAN, H. S.: Proc. Nat. Acad. Sci. 55, 1442 (1966).

MAGDON, E., und E. SCHRÖDER: Strahlentherapie 142, 195 (1971).

MAGDON, E., und H. GUMMEL: Dtsch. Gesundheitswes. 27, 385 (1972).

MAGDON, E., S. MATSCHKE, H. ABEL, K. REGEL und K. MERKLE: Physikalische und biologische Untersuchungen zur Einführung der Strahlentherapie mit schnellen Neutronen. Vortrag, Allunions-Symposium über Strahlenempfindlichkeit Mai 1972 in Alma-Ata UdSSR.

MUNSON, R. J., und B. A. BRIDGES: Biophysik 6, 1 (1969).

NEARY, G. J., V. J. HORGAN, D. A. BANCE und A. STRETCH: Int. J. Radiat. Biol. 22, 525 (1972).

PORSCHEN, W., und L. E. FEINENDEGEN: Strahlentherapie 145, 27 (1973).

SAWADA, S., und S. OKADA: Radiat. Res. 41, 145 (1970).

TILL, J. E., und E. A. McCULLOCH: Radiat. Res. 14, 213 (1961).

KLINISCHE GRUNDLAGEN

Untersuchungen zur Kollimierung und Dosisverteilung in homogenen Phantomen als Voraussetzung der klinischen Dosimetrie

S. Matschke

Zentralinstitut für Krebsforschung der Akademie der Wissenschaften der DDR, Bereich Robert-Rössle-Klinik

Ein geeignetes Nutzstrahlenbüschel und dessen Charakterisierung durch physikalische und eventuell auch biologische Daten ist eine entscheidende Voraussetzung zur therapeutischen Anwendung ionisierender Strahlung.

Bei der therapeutischen Anwendung schneller Neutronen müssen diese Daten in jedem Fall an jedem Gerät neu und sorgfältig bestimmt werden, weil die bei der Anwendung anderer Strahlenarten vorhandene Erfahrung hier fehlt und die Übernahme von Daten kaum möglich ist; es sei denn, die verwendeten Generatoren sind in ihren physikalischen Parametern einander identisch.

Aus dem vorhandenen Strahlungsfeld muß zunächst ein für die therapeutische Anwendung geeignetes Nutzstrahlungsbüschel ausgeblendet werden. Man verwendet dazu Kollimatoren, die folgenden Bedingungen genügen müssen:

— Die schnellen Neutronen müssen auf verschiedene, den therapeutischen Zwecken entsprechende Abmessungen des Nutzstrahlenbüschels ausgeblendet werden. Dabei soll der Anteil der γ-Dosis an der gesamten Dosis durch die Ausblendung möglichst gering bleiben.

— Die Dosisleistung innerhalb des Nutzstrahlenbüschels soll möglichst konstant sein.

— Der Dosisleistungsgradient am Rande des Nutzstrahlenbüschels soll möglichst groß sein (Randabfall).

— Der Kollimator muß genügend Platz für die Einstellung des Patienten lassen.

Es wurde ein Kollimator aufgebaut, der sich vorwiegend aus Eisen und wasserstoffhaltigen Materialien zusammensetzt und aus zwei Teilen besteht: dem äußeren fest montierten Kollimatormantel und dem inneren Kollimatoreinschub, der auswechselbar ist und die Bestrahlungsfelder definiert (Abb. 1).

Der äußere Kollimatormantel besteht aus einem Stahlzylinder von 10 cm Wandstärke und 64 cm Länge mit einer inneren Öffnung von 22 cm. In diese Öffnung ist einschiebbar der innere Kollimator, der die Ausblendung des Nutzstrahlenbüschels bewirkt. Dieser besteht vom Target in Strahlrichtung gesehen aus einer Schicht von 6 cm Stahl, 49 cm Paraffin, das zum Teil mit Borsäure gemischt ist. Als Abschluß dient eine 2 cm dicke Stahlplatte, in der Bohrungen für die Abstandsstäbe vorhanden sind. Die inneren Wände des Kollimators bestehen im Mittelstück aus einer Holzverschalung, die 24 Stunden in einer übersättigten wäßrigen Borsäurelösung getränkt und nach dem Trocknen paraffiniert wurde. Der Bestrahlungsabstand wird durch die Abstandsstäbe gewährleistet, auf die ein Plexiglasrahmen aufgesetzt ist. Die innere Kante des Rahmens ist dabei etwa 1 cm vom Rand des Nutzstrahlenbüschels entfernt. Die Feldmitte (Zentralstrahl) wird durch ein Fadenkreuz und durch eine optische Anzeige markiert. Die inneren

Feld	α	l_1	l_2	l_3	l_4
8 × 10	2,2° × 3,1°	70,6 × 87,1	69,0 × 85,0	32,9 × 35,7	28,1 × 29,3
10 × 12	3,1° × 3,9°	87,1 × 103,1	85,0 × 101,0	35,1 × 38,6	29,3 × 30,4
10 × 20	3,1° × 7,2°	87,1 × 170,0	101,0 × 165,0	38,6 × 50,0	29,3 × 35,0
8 × 20	2,2° × 7,2°	70,6 × 170,0	69,0 × 165,0	32,9 × 50,0	28,1 × 35,0

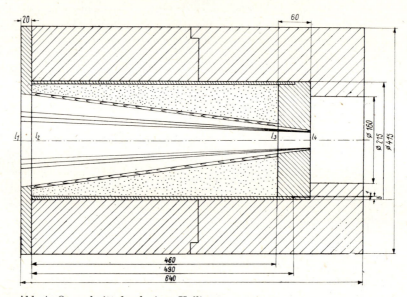

Abb. 1. Querschnitt durch einen Kollimator

Kollimatoren gestatten die Ausblendung auf Nutzstrahlenbüschel folgender Abmessungen in 100 cm Abstand vom Target:

(9 × 11) cm²; (11 × 12) cm²; (12 × 15) cm²; (12 × 29) cm²; (15 × 18) cm²; (15 × 23) cm²; (15 × 29) cm².

Zur physikalischen Charakterisierung des Nutzstrahlenbüschels ist die Kenntnis der relativen Tiefendosisverteilung im und in unmittelbarer Nähe des Nutzstrahlenbüschels Voraussetzung. Ein entscheidender Bestandteil dazu ist die relative Dosis im Zentralstrahl als Funktion der Tiefe (Tiefendosiskurve). Diese Kurve wurde mit Hilfe der beschriebenen Ionisationskammern ermittelt.
Gemessen wurde zunächst in einem Phantom mit rechteckiger Grundfläche, deren Maße dem kleinen und großen Durchmesser eines mittleren Thorax entsprechen.

96

Die Phantomflüssigkeit bestand aus einer gewebeäquivalenten Zusammensetzung:

Wasser   56,9%
Glyzerin   28,4%
Harnstoff 7,6% (Gewichtsprozente)
Zucker   7,1%

Da diese Flüssigkeit schon nach kurzer Bestrahlungszeit radioaktiv wird, wurde untersucht, welche Abweichungen bei der Verwendung von Wasser auftreten. Die gefundenen Abweichungen waren vernachlässigbar klein; gleichfalls der Einfluß der Abmessungen des Phantoms, sobald diese größer sind als die Körperabmessungen der Patienten. Alle weiteren Messungen wurden deshalb in dem mit Wasser gefüllten Phantom von Chirana (ČSSR) durchgeführt.

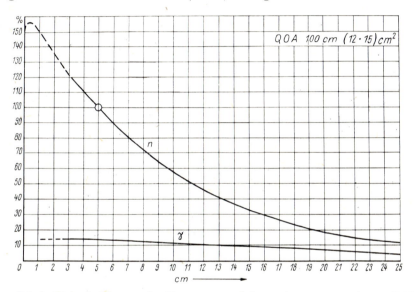

Abb. 2. Tiefendosiskurven der Neutronen- und Gammakomponenten für ein Feld von (11×12) cm² und 100 cm Oberflächen-Target Abstand

Die erhaltenen Werte der Tiefendosiskurven sind auf den Wert in 5 cm Tiefe normiert. Diese Normierung ist deshalb vorteilhaft, weil die Dosis an der Grenzschicht zwischen Luft und Wasser nur sehr schwer zu ermitteln und der Meßfehler groß ist. Auf den Wert in 5 cm Tiefe wurden alle Monitorwerte bezogen.
In Abbildung 2 ist als Beispiel die Tiefendosiskurve der Neutronen- und Gammakomponenten für ein Feld von (11×12) cm² in 100 cm Oberflächen-Target Abstand dargestellt.
Die Bestimmung der Werte in den ersten zwei Zentimetern ist infolge der Abmessungen und Konstruktion der Ionisationskammern nicht möglich. Diese Werte werden deshalb durch Extrapolation der tiefer im Phantom gemessenen Werte erhalten und später mit einem anderen Meßverfahren ermittelt.

Die relative Tiefendosis ist etwas günstiger als die bei einer Quantenstrahlung von 250 kV, aber ungünstiger als die von Co^{60}-Strahlung. Die Dosiskomponente der γ-Strahlung ändert sich nur wenig mit der Tiefe und liegt bei etwa 10% der Neutronendosis nahe der Oberfläche. Ihr relativer Anteil steigt dadurch aber mit zunehmender Tiefe an.

Zur weiteren notwendigen Charakterisierung des Nutzstrahlenbüschels wurde in verschiedenen Tiefen orthogonal zum Zentralstrahl die Dosisverteilung ermittelt (Abb. 3).

Es zeigte sich dabei, daß bei der gewählten Materialkombination der Kollimatoren die Ausblendung des Nutzstrahlenbüschels ausgezeichnet ist und eine bessere Feldverteilung bewirkt als bei vergleichbaren Anwendungen von Co^{60}-Strahlung.

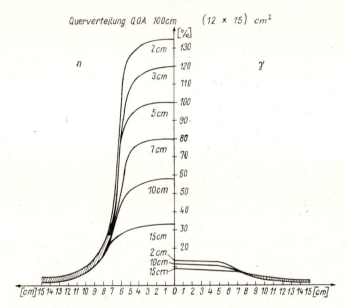

Abb. 3. Querverteilung der Dosis des Nutzstrahlenbündels (12×15) cm² im Oberflächen-Target Abstand 100 cm

Aus diesen Dosisverteilungen wurde dann mit Hilfe der Dekrementlinienmethode die Dosisverteilung der Stehfelder bei den verschiedenen Abmessungen des Nutzstrahlenbüschels konstruiert. Dabei wurde die relative Dosis der besseren Übersicht und der Gewohnheit entsprechend in 1 cm Tiefe gleich 100% gesetzt (Abb. 4).

Aus den Dosisverteilungen der einzelnen Stehfelder erhält man durch Kombination Dosisverteilungen bei den verschiedenen Bestrahlungstechniken und verschiedenen Abmessungen der Patienten. Wir benutzen bei unseren Bestrahlungen vorwiegend die Kombination von zwei sich gegenüberstehenden Stehfeldern, wie sie z. B. in den Abbildungen 5 und 6 dargestellt sind.

98

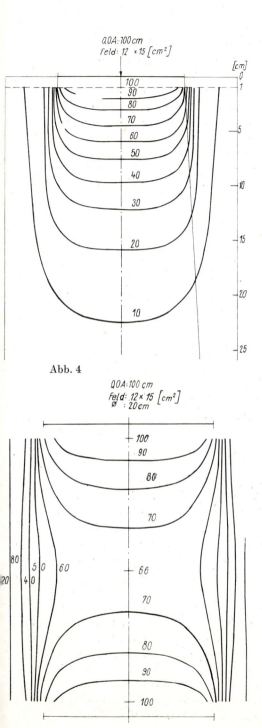

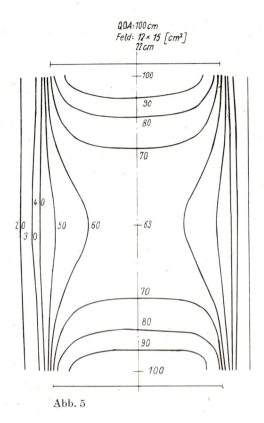

QOA:100 cm
Feld: 12 × 15 [cm²]

QOA:100 cm
Feld: 12 × 15 [cm²]
22 cm

QOA:100 cm
Feld: 12 × 15 [cm²]
Ø : 20cm

Abb. 4

Abb. 5

Abb. 4. Dosisverteilung der Stehfelder
in der Tiefe

Abb. 5. Dosisverteilung bei gegenüberstehenden Stehfeldern

Abb. 6. Dosisverteilung bei gegenüberstehenden Stehfeldern

99

Bei der Durchführung der Bestrahlung ist zu berücksichtigen, daß der Deuteronen-strahl waagerecht auf ein Be-Target trifft, das 123 cm über dem Fußboden liegt. Die Neutronenstrahlrichtung befindet sich also auch entsprechend waagerecht in 123 cm über dem Fußboden. Das erfordert eine Bestrahlung in sitzender Position des Patienten. Um möglichst viele Felder ohne größere körperliche Anstrengung einzustellen, wurde eine Anordnung gewählt, bei der ein um seine Achse drehbarer und in der Höhe verstellbarer Pumpstuhl (hydraulisch) auf einer „schwimmenden" Tischplatte steht. Auf den Stuhlsockel wurde ein spezieller Stuhl gesetzt, bei dem sich die Arm- und Beinstützen verstellen lassen. Mit dieser Vorrichtung ist es möglich, Felder im Thorax- und Halsbereich einzustellen (Abb. 7).

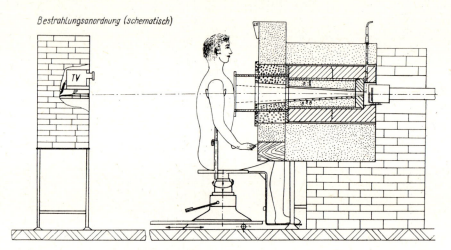

Abb. 7. Schematische Bestrahlungsanordnung

Während der Bestrahlung lehnt der Patient am Plexiglasrahmen, der den Bestrah-lungsabstand definiert. Durch optische Markierung (back pointer) und Fernseh-beobachtung ist eine Kontrolle der Bestrahlungsposition während der gesamten Bestrahlungszeit möglich. Eine akustische Verbindung mit dem Patienten er-möglicht geringfügige Korrekturen der Einstellung während der Bestrahlung.
Die Anordnung ist am Strahlrohr 1 des Zyklotrons aufgebaut, was den Vorzug hat, daß der Bestrahlungsraum nur nach zwei Seiten abzuschirmen und der Weg für die Patienten kurz ist (Abb. 8).
Während der Bestrahlung wird der Monitorwert mitgemessen und auf einem Band-schreiber registriert. Aus den aufgezeichneten Kurven lassen sich viele für die Durchführung der Bestrahlung notwendigen Informationen entnehmen. So kann man z. B. die Reproduzierbarkeit der gewünschten Monitorwerte und damit die der gewünschten Dosis ablesen. Die gesamte Bestrahlungszeit, die Zeit für die Ein-stellung eines neuen Feldes, die Zeit für das Wechseln der Kollimatoren, durch das Zyklotron bedingte Verzögerungen und nicht zuletzt auch die Funktion der Monitoranzeige, lassen sich mit einer derartigen Aufzeichnung bestimmen.

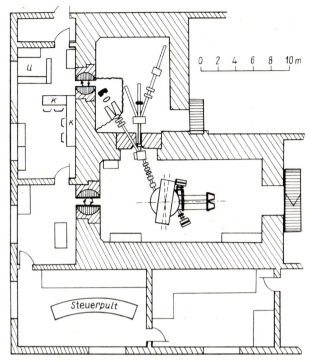

Abb. 8. Übersicht über Zyklotron, Bestrahlungs- und Bedienungsräume

Die technische Realisierung der Bestrahlung und die Kenntnis der physikalischen Parameter ist zwar unbedingt notwendig, aber für die Bestrahlung nicht ausreichend. Da die biologischen Effekte bei gleicher physikalischer Dosis bei Neu-

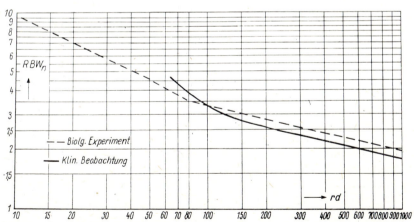

Abb. 9. RBW-Faktor in Abhängigkeit von der Einzeldosis aus biologischen Experimenten und klinischen Beobachtungen

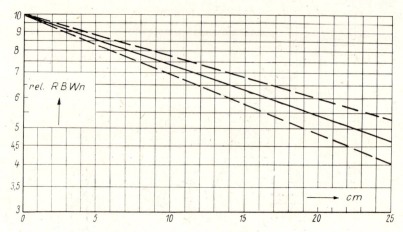

Abb. 10. Abhängigkeit der RBW von der Gewebetiefe

BESTRAHLUNGSPROTOKOLL — Neutronen

Name: B.	Vorname: H.	geb.: 6. 7. 09

Diagnose: Br.-Ca, re OL

Strahlung: n (13,5 MeV)   Kollimator-Nr.: 4   Drehung: 0°

Feldbezeichnung: 1 Rückenfeld, 2 Brustfeld

Feldabmessungen: 12 · 15

Targ.-O.-Abstand: 100   Herdtiefe: 11   Isodosenfaktor:
100% $\triangle$ 1,67 (1,11)

Einzel-MD: 150 rad   AD: 15 rad   Einzel-OD: 135 rad $RBW_{OD}(D)$: 3

Einzel-MD: 428 rem   AD: 23 rem   Einzel-OD: 405 rem $RBW_{AD}(T)$: 0,51

Einzel-HD: 60%   Einzel-HD: 90 rad   Einzel-HD: 224 rem $RBW(D)$: 3,5
$RBW(T)$: 0,71

Einzel-HD: 60%   Einzel-HD: 90 rad   EinzelHD: 224 rem

Gesamt-MD: 750 rad   Gesamt-MD: 2140 rem   Anzahl: 5

Gesamt-HD: 450 rad   Gesamt-HD: 1120 rem   Monitorwert: 104

Arzt: Physiker: Assistentin:

Dat.:	Feldbezeichnung	Stromint.	Bestr.-Pers.	Bemerkungen

Abb. 11. Beispiel für Bestrahlungsprotokoll

102

tronen andere sind als bei γ-Strahlung, müssen, wie das bereits ausgeführt wurde, die physikalischen Daten durch biologische ergänzt werden, um zu einer sinnvollen Bestrahlungsplanung zu kommen.

In unserem Falle verwendeten wir die aus experimentellen und prä-therapeutischen Untersuchungen gefundenen Werte, wie sie in der Abbildung 9 dargestellt sind, für die RBW als Funktion der Einzeldosis. Für die Änderung der RBW als Funktion der Tiefe benutzten wir experimentelle Ergebnisse, die zur praktischen Verwendung als relative RBW der Funktion der Tiefe auf 1 normiert wurden (Abb. 10).

Der Bestrahlungsplan bei der therapeutischen Anwendung schneller Neutronen ist, da diese Faktoren berücksichtigt werden müssen, schon bei einfachen Bestrahlungstechniken umfangreicher und komplizierter als bei der konventionellen Therapie (Abb. 11).

Die Anwendung der verschiedenen Bestrahlungstechniken und ihre möglichen Vor- oder Nachteile muß nicht nur an den physikalischen Daten geprüft werden, sondern auch die biologischen Abhängigkeiten der Wirkung von der Dosis berücksichtigen. Da aber relativ wenige biologische Werte mit z T. erheblichen Abweichungen vorliegen, ist es notwendig, die experimentellen Arbeiten auf diesem Gebiet weiterzuführen, sie durch theoretische Ansätze zu koordinieren und durch klinische Erfahrungen zu festigen.

Strahlenschutz bei der Neutronentherapie

W. ROSSBANDER

Zentralinstitut für Kernforschung Rossendorf, Abteilung Strahlenschutz

Die Zielstellung für den Strahlenschutz bei der Neutronentherapie am Rossendorfer Zyklotron besteht in

a) der Reduzierung der Strahlenbelastung der Patienten außerhalb des Nutzstrahlenbündels

b) der Begrenzung der Strahlenbelastung des Personals auf Werte $\leq$ der maximal zulässigen Strahlenbelastung für kontinuierliche Bestrahlung und

c) in der Reduzierung der Aktivierung kernphysikalischer Versuchsaufbauten an benachbarten Strahlrohren im Bestrahlungsraum.

Die Abbildung 1 zeigt den Bestrahlungsraum und den Meßraum und schematisch die Lage der Bestrahlungseinrichtung am Strahlrohr 1. Die Leitung der Bestrahlungen erfolgt vom Meßraum aus; das Personal hält sich im schraffiert angegebenen

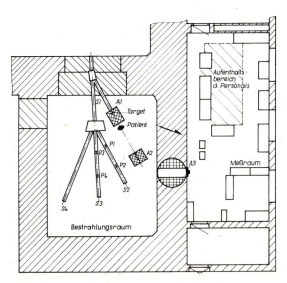

Abb. 1. Schematische Darstellung der Bestrahlungseinrichtung, der Anordnung der Abschirmungen und der Aufenthaltsorte von Patient und Bestrahlungspersonal.
S 1 bis S 4 Strahlrohre, A 1 bis A 3 Abschirmungseinheiten, P 1 bis P 4 Orte für die Fluenzmessung thermischer Neutronen

Raumbereich auf. Zur Vermeidung von Claustrophobie und zur Gewährleistung eines schnellen Zutritts zum Patienten wird während der Bestrahlungen nur die im Sicherheitsschaltkreis liegende Stahlblechtür zwischen Meßraum und Drehtor geschlossen; das Drehtor bleibt geöffnet.

Stationäre Abschirmungen sind angeordnet:

a) am Kollimator für die Be(d, n)-Neutronenquelle (A 1)

b) im Strahlengang zwischen Quelle und Drehtor (A 1) und

c) im Strahlengang Drehtor—Meßraum (A 3).

Die Abbildung 2 zeigt die Abschirmung des Kollimators. Die vom Target in den vorderen Halbraum emittierten Neutronen werden im Stahlmantel inelastisch gestreut und treten mit einer mittleren Energie < 1 MeV [1, 2] in den Moderator aus Paraffin ein. Die Dicke des Paraffins beträgt in axialer Richtung 15 cm und an der Vorderseite des Moderators 20 cm [3, 4]. Das Paraffin befindet sich in Behältern aus Stahlblech, die am Podest für den Kollimator befestigt sind.

Der Raumwinkel hinter dem Target, der von der stationären Abschirmung nicht erfaßt wird, ist mit Bleiziegeln und Paraffinziegeln so zugesetzt, wie es das Strahlrohr und die Aufbauten am Target erlauben. Die Bleidicke beträgt 5 cm, die mittlere Paraffindicke 20 cm. In der Vorderseite der Abschirmung ist zum Wechsel der Kollimatoreinsätze eine Öffnung von 430 mm Durchmesser vorgesehen. Nach Einbau des Kollimatoreinsatzes wird der Durchmesser der Öffnung durch einen Polyaethylenring auf die Diagonale des Strahlungsbündels reduziert.

Die Abschirmung A 2 im Strahlengang Quelle—Drehtor besteht aus einer 75 cm dicken Wand aus Normalbetonsteinen. Direkt in der Strahlachse befindet sich eine Aussparung von 12 cm $\times$ 12 cm Querschnitt und 40 cm Tiefe für eine optische Justiereinrichtung.

Die Abschirmung A 3 im Strahlengang Drehtor—Meßraum besteht aus einer 2,4 cm dicken Polyaethylenbelegung der Stahlblechtür und dient zur Schwächung der Dosisleistung thermischer und intermediärer Neutronen.

Die Strahlenbelastung des Patienten außerhalb des Nutzstrahlenbündels wurde an einem Körperphantom aus Paraffin untersucht. Die Abbildung 3 zeigt das Phantom und die Lage der Bestrahlungs- und Meßorte an der Phantomoberfläche.

Die Bestrahlungen erfolgten mit einem Feld von 18 cm $\times$ 15 cm; der Abstand Quelle—Phantomoberfläche betrug QOA $= 100$ cm.

Die Neutronendosen D_n und die Gammadosen D_γ an der Oberfläche des Phantoms wurden mit den von REGEL [5] beschriebenen Ionisationskammern bestimmt. Die Auswertung der Meßergebnisse erfolgte mit den für das Gamma- und Neutronenspektrum im Feld abgeleiteten Koeffizienten des Gleichungssystems. Die Fehler in D_γ und D_n, die durch Änderung der Spektren bei Messungen außerhalb des Feldes auftreten, sind gering, da nur der Koeffizient von D_n für die neutronenunempfindliche Graphit-Kohlendioxid-Kammer abnehmen kann und führen zu einer Überschätzung von D_n um $+10\%$, wenn dieser Koeffizient gegen Null geht.

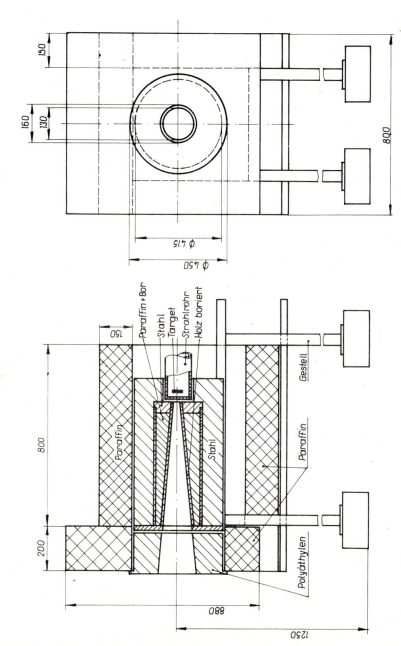

Abb. 2. Aufbau der Abschirmung am Kollimator für die Be (d, n) Neutronenquelle

Die neutronenempfindliche Ionisationskammer enthält keinen Stickstoff und erfaßt nicht den Dosisanteil $D_n{}^x$ thermischer Neutronen, der aus der (n, p)-Einfangreaktion im Stickstoff folgt. Dieser Anteil wurde abgeschätzt über die Bestimmung der thermischen Neutronenfluenz φ an der Phantomoberfläche mit Goldaktivierungssonden zu

$$D_n{}^x = \frac{1}{7} \cdot 4{,}7 \cdot 10^{-10} \cdot \varphi \text{ rad}$$

mit φ in n cm^{-2}, $4{,}7 \cdot 10^{-10}$ rad n^{-1} cm^2 als Konversionsfaktor für die Bestimmung der Dosisleistung in der Körperoberfläche (mittlere Gewebetiefe $\bar{d} = 1{,}5$ cm) bei gerichtetem Strahlungseinfall [5] und $\frac{1}{7}$ als Anteil der Einfangprotonen an der Dosis thermischer Neutronen in der Körperoberfläche [7].

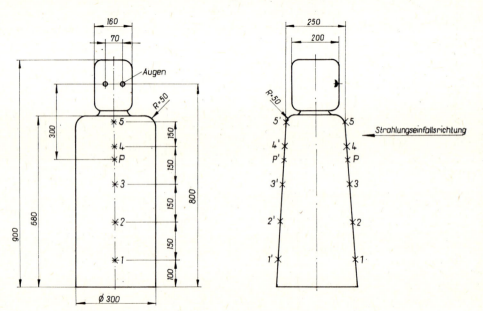

Abb. 3. Körperphantom mit Bestrahlungsorten (Mittelpunkte der Felder) und Meßorten. (Phantommaterial Paraffin)

Der Dosisanteil der (n, γ) Einfangreaktion thermischer Neutronen am Wasserstoff wird von den Ionisationskammern berücksichtigt. Die gesamte Neutronendosis $\sum D_n$ folgt aus $D_n + D_n{}^x$.
Die Ergebnisse sind normiert auf den Monitorwert Ladungsmenge $Q = 5$ mAs von 13,5 MeV Deuteronen auf dem Berylliumtarget. Für $Q = 5$ mAs betragen in der Mitte des Feldes in 5 cm Phantomtiefe die Gammadosis $D_{\gamma,5} = 4{,}5$ rd und die Neutronendosis $D_{n,5} = 44{,}0$ rd.

Die Abbildung 4 zeigt für P als Mittelpunkt des Feldes die Verteilung der Strahlenbelastung über der Körperoberfläche. Die Gammadosen D_γ und die Neutronendosen $\sum D_n$ sind in Prozenten der Werte von $D_{\gamma,5}$ und $D_{n,5}$ angegeben. Mit $D_n{}^x/\sum D_n$ ist der aus der (n, p) Einfangreaktion folgende Anteil an der gesamten Neutronendosis angegeben. Da bei der Fluenzbestimmung mit den Goldsonden an der Phantomoberfläche [8] vom Phantom rückgestreute thermische und thermalisierte intermediäre Neutronen in φ enthalten sind, sind diese Anteile „sichere" Werte.

Für diese Thoraxbestrahlung betragen die Belastungen der Augen $D_\gamma = 0,56$ rd und $\sum D_n = 0,26$ rd und die Belastungen der Gonaden $D_\gamma \leqq 0,90$ rd und $\sum D_n \leqq 0,50$ rd.

In einer weiteren Untersuchung wurden die Belastungen der Augen in Abhängigkeit von der Lage des Feldes auf dem Phantom bestimmt. Die Tabelle 1 zeigt die

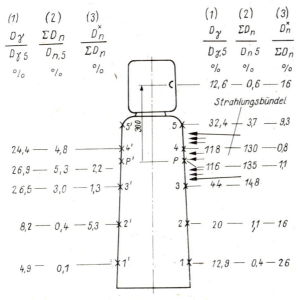

Abb. 4. Verteilung der Strahlenbelastung über der Phantomoberfläche für Feldmittelpunkt bei P.

Feld 18 cm × 15 cm, $D_{n,5} = 44,0$ rd, $D_{\gamma,5} = 4,5$ rd

Ergebnisse. Die Angaben von D_γ und D_n erfolgen wieder normiert auf die Werte von $D_{\gamma,5}$ und $D_{n,5}$. Der (n, p)-Dosisanteil thermischer Neutronen wurde hier nicht berücksichtigt, da er die Werte nur unwesentlich beeinflußt. Es darf geschlußfolgert werden, daß bei allen Bestrahlungen am Rumpf die Neutronenbelastung der Augen $<0,01 D_{n,5}$ bleibt, da in Position 5 die Verwendung der großen Bestrahlungsfelder nicht nötig ist.

Tabelle 1. Belastung der Augen in Abhängigkeit
von der Lage des Feldes (18 cm × 15 cm)
$(D_{\gamma,5} = 4,5 \text{ rd}, \quad D_{n,5} = 44,5 \text{ rd})$

Lage des Mittelpunktes des Feldes	Abstand von den Augen cm	$\dfrac{D_\gamma}{D_{\gamma,5}}$ %	$\dfrac{D_n}{D_{n,5}}$ %
1	70	7,2	0,18
2	55	7,2	0,20
3	40	10,2	0,27
4	25	14,5	0,92
5	15	20,0	1,80

Die Dosisäquivalentleistungen im Streustrahlungsfeld im Meßraum wurden gemessen

für Neutronen:

$\sum DE_{L,n}$ im Energiebereich von thermischen bis schnellen Neutronen mit einem
10″ Kugelmoderatordosimeter [9],

$DE_{L,n}$ im Energiebereich >0,1 MeV mit einem Proportionalzählrohr-Remcounter [10, 11] und

für Gammastrahlung:

$DE_{L,\gamma}$ mit einem Röntgen-Gammadosimeter VA-J-15 A des VEB Kombinat
Meßelektronik Dresden.

Die Summe der Dosisäquivalentleistungen $\sum DE_L$ von Gamma- und Neutronenstrahlung bestimmt die Strahlenbelastung an Aufenthaltsorten im Meßraum. Unter Berücksichtigung der Überschätzung der Dosisäquivalentanteile thermischer und intermediärer Neutronen um die Faktoren 1,7 und 3,1 (1/E Verteilung) durch das 10″ Kugelmoderator [8] und der geringen Fehler der beiden Neutronendosimeter im Bereich schneller Neutronen folgt $\sum DE_L$ aus

$$DE_L = DE_{L,\gamma} + DE_{L,n} + \frac{1}{2} \left(\sum DE_{L,n} - DE_{L,n} \right)$$

Die Messungen erfolgten bei einer Neutronendosisleistung von $D_{L,n,5} = 10$ rd/min in 5 cm Phantomtiefe.
Für 4 Meßorte vor dem Drehtor und für die Grenze des Aufenthaltsbereiches des Personals sind in Abbildung 5 die Gesamtdosisäquivalentleistungen $\sum DE_L$ angegeben. Der erste Zahlenwert gilt für geschlossene Stahltür (Abschirmung A3 wirksam), der zweite für geöffnete Stahltür. Für eine Bestrahlungsschicht, d. h. für eine Summen-Patientendosis von $\sum D_{n,5} = 3000$ rd ist im angegebenen

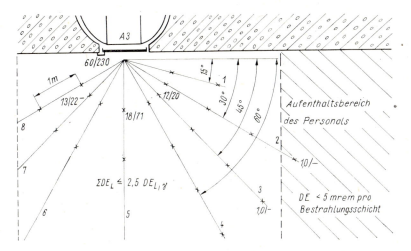

Abb. 5. Verteilung der Gesamtdosisäquivalentleistung $\sum DE_L$ im Meßraum. Werte in mrem/h für geöffnete/geschlossene Stahltür mit 2,4 cm Polyäthylenbelag

Aufenthaltsbereich die Strahlenbelastung des Personals $DE \leq 5$ mrem. Die Auswertung der Messungen ergab, daß bei geschlossener Stahltür im Streustrahlungsfeld im Meßraum die Beziehung

$$\sum DE_L \leq 2,5 \, DE_{L,\gamma}$$

gilt und die Gesamtdosisäquivalentleistung einfach aus der Messung der Gamma-dosisleistung bestimmt werden kann.

Abschließend seien die Ergebnisse der Untersuchung der thermischen Neutronen-fluenz an benachbarten Strahlrohren im Bestrahlungsraum genannt.

Für eine Bestrahlungsschicht mit einer Summen-Patientendosis $\sum D_{n,5} = 3000$ rad liegt die Fluenz thermischer Neutronen an den Orten P 1 bis P 4 der Strahlrohre 2 und 3 zwischen $\varphi = 5.10^{10}$ ncm^{-2} an P 4 und 9.10^{10} ncm^{-2} an P 1 [8].

Herzlicher Dank gilt den Ingenieuren Chr. Damm und R. Zimmermann für ihre technische Assistenz beim Aufbau der Abschirmung sowie bei der Ausführung und der Auswertung der Messungen.

Literaturverzeichnis

[1] Zamjatin, J. S.: Kernenergie **3**, 274 (1960).
[2] Makra, S. u. a.: persönliche Mitteilung.
[3] Sauermann, P. F.: Jül-794-PC 1971.
[4] Grünauer, F.: EUR 4896 d-f-e (1972) Vol. I S. 511.
[5] Regel, K.: Dieses Symp. S. 31.

[6] AUXIER, J. A. u. a.: in Radiation Dosimetrie (Sec. Edition) Vol. I S. 275 Academic Press New York 1968.

[7] NCRP-Report 38: Washington 1971.

[8] FIETZ, J.: persönliche Mitteilung.

[9] ROSSBANDER, W., und B. ADLER: Isotopenpraxis 9, 105 (1973).

[10] DENNIS, J., und W. R. LOOSEMORE: in "Selected Topics in Dosimetry" IAEA Wien 1961 S. 443.

[11] BROERSE, J. J., und F. J. v. WERVEN: Health Physics 12, 83 (1966).

Klinische Vorbereitung und Durchführung der Patientenbestrahlung am Rossendorfer Zyklotron

A. Lessel

Zentralinstitut für Krebsforschung der Akademie der Wissenschaften der DDR

Wir nahmen die Bestrahlung von Patienten am Rossendorfer Zyklotron im Mai 1972 auf.

Wir stellten uns als Hauptaufgabe die Untersuchung, ob durch eine zusätzliche Therapie mit schnellen Neutronen eine Steigerung der lokalen Tumorvernichtung im Vergleich zur Co^{60}-Strahlenbehandlung allein möglich ist.

Die Überprüfung der Überlebenszeit dient uns nur zur Kontrolle, daß die Neutronentherapie keinen schädlichen Einfluß auf die Patienten hat.

1. Auswahl der Patienten

Erste Voraussetzung für die Auswahl der Patienten zur Bestrahlung mit schnellen Neutronen war in jedem Falle die histologische, nicht zytologische Sicherung eines malignen Tumors, die durch Endoskopie mit Probeexcision erreicht wurde. In den Versuch einbezogen wurden nur solche Tumoren, für die uns durch langjährige Untersuchungen nach alleiniger Co^{60}-Therapie ein großes Vergleichsmaterial zur Verfügung steht. So bildet das Bronchial-Ca., bei dem wir durch viele Untersuchungen über den Einfluß verschiedener Fraktionierungsrhythmen auf die histologische Tumorzerstörung Erfahrungen sammeln konnten, den größten Teil unseres Krankengutes. Weitere Tumoren, die hauptsächlich in unseren klinischen Test aufgenommen wurden, sind Ösophagus-, Magen- und Blasenkarzinom sowie Nierentumore und Tumore des Hals-Nasen-Ohrenbereiches.

Zur Prüfung des Einflusses der zusätzlichen Therapie mit schnellen Neutronen kamen nur fraglich operable Tumoren, wobei versucht werden sollte, durch die Bestrahlung die Operabilität zu erreichen, und inoperable aber noch lokal begrenzte Tumoren in Frage. Lokal begrenzt heißt: ohne Pleuraerguß, ohne kontralaterale Metastasen, ohne Einflußstauung durch Tumorkompression von Gefäßen beim Bronchial-Ca., ohne Tracheo- oder Broncho-Ösophagealfistel beim Ösophaguskarzinom, ohne Serosametastasen, ohne Ascites beim Magen-Ca. und für alle Tumoren geltend ohne Fernmetastasen.

Eine Ausnahme dieser Forderung machten wir bei Lebermetastasen, die wir ebenfalls mit Neutronen allein oder in Kombination mit Co^{60} bestrahlten. Bei einem, wenn auch kleinen, Vergleichsmaterial nach Co^{60}-Bestrahlung allein soll der Einfluß der Neutronentherapie auf Tumor- und Normalgewebe der Leber mit Hilfe

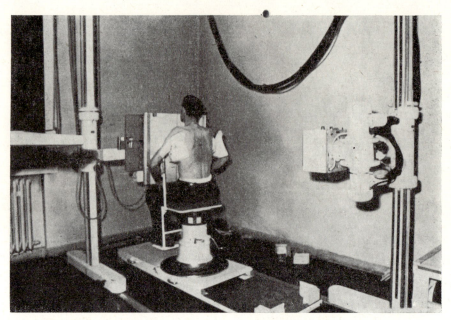

Abb. 1. Patient in Bestrahlungssituation im sogenannten Röntgen-Therapie-Simulator, bestehend aus Röntgenstativ und -Röhre, einem um 360° drehbaren Stuhl mit verstellbaren Arm- und Fußstützen auf einer sogenarnten schwimmenden Bodenplatte

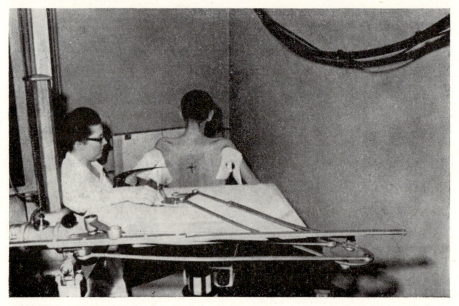

Abb. 2. Horizontal verstelltes Umfangabnahmegerät für die Abnahme des Körperumfanges in Bestrahlungsposition

114

klinischer und paraklinischer Parameter sowie an Hand von Sektionspräparaten untersucht werden.

Da das uns zur Verfügung stehende Zyklotron in Rossendorf etwa 250 km von unserem Institut entfernt und nicht an eine klinische Einrichtung angeschlossen ist, wurde der klinische Versuch erst durch die Kooperation mit der Radiologischen Abteilung der Medizinischen Akademie, Dresden, möglich. In der etwa 15 km von Rossendorf entfernten Klinik konnten die Patienten während der Neutronentherapie stationär aufgenommen werden. Es war also täglich ein relativ langer, für die Patienten anstrengender Transport notwendig. Aus diesen äußeren Gegebenheiten resultierte eine weitere Forderung für unseren klinischen Pilotversuch, nämlich der ausreichende Allgemeinzustand der Patienten.

Schließlich war nach Information der Patienten ihr Einverständnis zur vorgeschlagenen Therapie Voraussetzung.

2.   Vorbereitung der Bestrahlung

Durch einen fixierten, horizontalen Strahl mußten die Patienten entweder sitzend, kniend oder stehend bestrahlt werden. Da die Bestrahlungszeit pro Feld meist länger als 3 Minuten dauert, war eine gute Fixierung der Patienten in Bestrahlungssituation notwendig. Es wurde deshalb ein um 360° drehbarer Stuhl mit in der Höhe verstellbaren Arm- und Fußstützen entwickelt. Der Stuhlsitz läßt sich in der Höhe variieren. Durch eine sogenannte schwimmende Platte am Boden wird jede Bewegung in der Seiten- und Längsrichtung möglich. Für die Vorbereitung der Bestrahlung in Berlin (Tumorlokalisation, Anfertigung eines individuellen Körperquerschnittes, Wahl der Feldgrößen und Bestrahlungsfelder) wurde ein zweiter gleicher Stuhl gebaut. In Verbindung mit Röntgenstativ und -Röhre konnte somit ein sogenannter Röntgen-Therapie-Simulator geschaffen werden (Abb. 1).

In vorgesehener Bestrahlungsposition kann so bei den Patienten in Zentralstrahlebene, die entweder nach vorliegenden Röntgenaufnahmen oder nach Durchleuchtung festgestellt wird, ein Körperumfang abgenommen werden (Abb. 2). Dazu ist ein horizontal verstellbares Umfangabnahmegerät mit Tastzirkel erforderlich.

Mit Markierung der Umfanghöhe sowie der Hautkonturen und einem 10 cm langen Maßstab werden ebenfalls in Bestrahlungsposition Spezialröntgenaufnahmen in 2 Ebenen angefertigt (Abb. 3—4). Der Maßstab dient zur Kontrolle des Vergrößerungsfaktors, wenn bestimmte Fixpunkte, z. B. Wirbelsäule, Lungengrenze, Beckenring und vor allen Dingen die Tumorgrenzen, aus diesen Fernaufnahmen in den Körperumfang übertragen werden. Mit Hilfe von Standardkörperquerschnitten werden dann zu den individuell übertragenen Konturen die übrigen Organe eingezeichnet. Hiernach kann die Feldbreite festgelegt werden. Zur Vermeidung einer größeren Raumdosis benutzen wir entweder ein direktes Feld bei oberflächlichen Tumoren, meist zwei korrespondierende Felder. Feldkontrollaufnahmen am Simulator mit Markierung der Zentralstrahlen beider Gegenfelder kontrollieren und dokumentieren die Bestrahlungsfelder (Abb. 5 u. 6).

3. Durchführung der Bestrahlung

Die Einstellungen der Bestrahlungsfelder am Zyklotron werden durch Lichtmarken, die einerseits im Collimator als Markierung des Zentralstrahles und andererseits im Raum als back pointer angebracht sind, präzisiert und reproduzierbar. Die gleiche Anordnung des Bestrahlungsstuhls mit verstellbaren Arm- und Fußstützen, variabler Sitzhöhe und schwimmender Bodenplatte wie am Simulator gibt eine hohe Sicherheit der gleichen Einstellung der Bestrahlungsfelder, die in 1 m Ab-

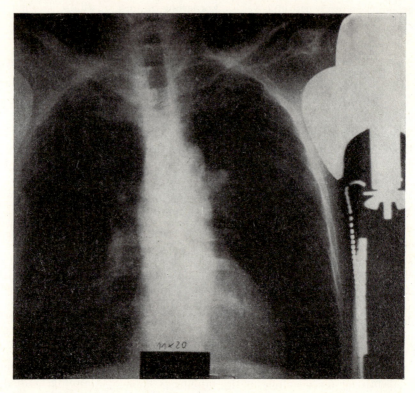

Abb. 3. Spezialröntgenaufnahme pa. mit Markierung der Hautkonturen und einem 10 cm langen Maßstab, der zur Berechnung des Vergrößerungsfaktors erforderlich ist

stand bestrahlt werden (Abb. 7). Eine Fernsehkamera ermöglicht dem Bestrahlungspersonal (Arzt, Physiker und medizinisch-technische Aisstentin) die ständige Beobachtung der Patienten während der Bestrahlung. Durch eine Wechselsprechanlage ist ein Kontakt mit dem Patienten zu jeder Zeit gewährleistet. So ist z. B. bei jeder geringsten Lageveränderung des Patienten sofort durch Anweisungen eine Korrektur möglich. Bei jeder Bestrahlung wird die Dosis mitgemessen und danach werden die Kommandos zum Ein- bzw. Ausschalten des Gerätes in den Operatorraum gegeben.

Die Einstellung der Bestrahlungsfelder und die Dauer der Bestrahlung bereitete keinerlei Schwierigkeiten. Wir waren bestrebt, die Einzeldosen niedrig zu halten. In den ersten 2 Untersuchungsserien standen uns je 4 Wochen Bestrahlungszeit am Zyklotron zur Verfügung. Bei diesen Serien wurden 5mal wöchentlich täglich 80—100 rad OD verabreicht. Da durch die großen Entfernungen — Zentralinstitut — Klinik — Zyklotron — organisatorische Schwierigkeiten auftraten, entschlossen wir uns, in 4- bis 6-wöchigen Abständen je 1 Woche lang Patienten am

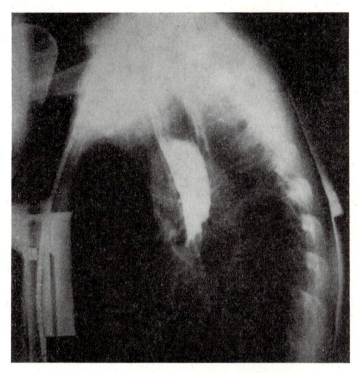

Abb. 4. Seitliche Spezialaufnahme mit Markierung der Hautkonturen ventral und dorsal, einem 10 cm langen Maßstab, Markierung des Zentralstrahles vom ventralen Bestrahlungsfeld und Breifüllung des Ösophagus

Zyklotron zu bestrahlen. Es ist auf alle Fälle für beide beteiligten Kliniken günstiger, 10 bis 15 Patienten 5 Tage als 20 bis 40 Patienten für 4 Wochen stationär zu verlegen.

Wir verabreichten jetzt 5×150 rad OD in einer Woche.

In unserem Versuch wurden bisher insgesamt 132 Patienten bestrahlt. Davon waren 79 Bronchial-, 16 Ösophagus-, 9 Magen-, 5 Blasenkarzinome, 10 Tumoren des HNO-Bereiches, 5 Nierentumoren und 8 sonstige Tumoren.

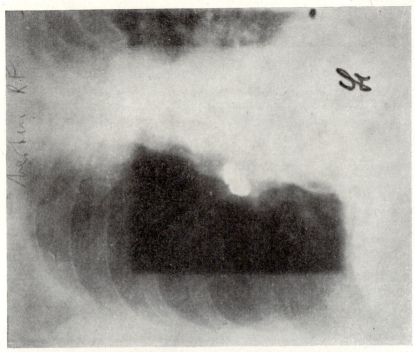

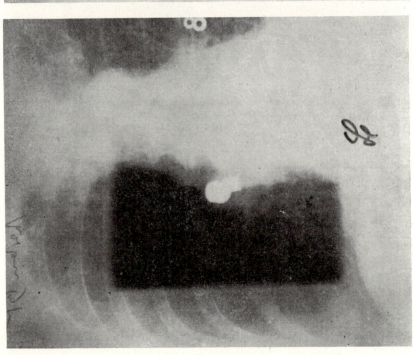

Abb. 5. Feldkontrollaufnahme des ventralen Bestrahlungsfeldes mit Markierung dieses Bestrahlungsfeldes und Markierung des Zentralstrahles vom dorsalen Gegenfeld

Abb. 6. Aufnahme des dorsalen Bestrahlungsfeldes. Markierung der Zentralstrahlen beider Gegenfelder

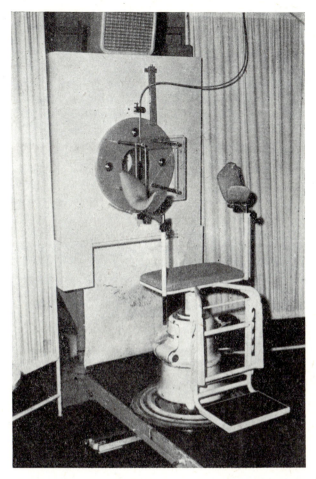

Abb. 7. Bestrahlungseinrichtung am Zyklotron (um 360° drehbarer Stuhl mit verstellbaren Arm- und Fußstützen, variabler Sitzhöhe auf einer sogenannten schwimmenden Bodenplatte)

Zusammenfassung

Der Pilotversuch zur Anwendung schneller Neutronen in der klinischen Strahlentherapie wurde unter dem Gesichtspunkt der möglichen Steigerung der lokalen Tumorvernichtung durchgeführt.

Die Auswahl der Patienten erfolgte unter folgenden Voraussetzungen:

1. Histologische, nicht zytologische Sicherung des Tumors durch Probeexcision bei Endoskopie.

119

2. Vorliegen einer Vergleichsmöglichkeit in Form histologisch kontrollierter Bestrahlungssserien mit Co^{60} an den gleichen Tumoren.
3. Gute Kontrollmöglichkeit, sei es durch Operation, Endoskopie, Röntgenaufnahmen, Palpation oder Inspektion.
4. Möglichst genaue Abklärung der Tumorausdehnung vor Bestrahlungsbeginn.
5. Ausreichender Allgemeinzustand der Patienten vor allen Dingen wegen anstrengender Transporte bei den großen Entfernungen zwischen unserem Zentralinstitut, der Medizinischen Akademie, Dresden, und dem Zyklotron in Rossendorf.

Eine exakte Vorbereitung der Bestrahlungseinstellung an einem Therapie-Simulator ist eine weitere Voraussetzung für eine optimale Bestrahlung. Wir führten die Bestrahlungen zunächst mit Einzeldosen von 80 bis 100 rad OD 5mal wöchentlich durch, wobei wir innerhalb von 4 Wochen durchschnittlich 1000—1400 rad OD erreichten. Wegen organisatorischer Schwierigkeiten bestrahlten wir später mit Einzeldosen von 150 rad OD, wobei wir bei täglicher Bestrahlung innerhalb von einer Woche 750 rad OD mit schnellen Neutronen verabreichten. Die Dosiskomplettierung mit γ-Strahlen erfolgte entweder vor oder nach der Neutronentherapie.

Vorläufige klinische Beobachtungen an mit schnellen Neutronen bestrahlten Patienten

H.-J. EICHHORN und A. LESSEL

Zentralinstitut für Krebsforschung der Akademie der Wissenschaften der DDR

Wirkungsunterschiede zwischen schnellen Neutronen und γ-Strahlen — untersucht an verschiedenen biologischen Objekten — betreffen hauptsächlich 3 Punkte: 1. Die höhere RBW der Neutronenstrahlung. 2. Die weitgehende Unabhängigkeit ihrer Wirkung vom Sauerstoffmangel. 3. Die verminderte intrazelluläre Reparaturfähigkeit für subletale Schäden nach Neutronenbestrahlung [1, 2]. Diese Unterschiede werden alle auf das veränderte Muster der Energieabgabe im Mikroraum, also in molekularen Größenordnungen, den höheren LET der Neutronenstrahlung zurückgeführt. Mehr Ionisationen auf kleinerem Raum könnten Doppelstrangbrüche an Stelle von Einstrangbrüchen der DNS bewirken und damit die höhere RBW und geringere Repairmöglichkeit erklären, und ebenso eine ausreichende Radikalbildung trotz Sauerstoffmangel.

Vorteile für die Strahlentherapie sind vor allem von der geringeren Wirkungsminderung durch Sauerstoffmangel zu erwarten, wenn man davon ausgeht, daß viele Tumoren anoxische, gegen γ-Strahlen sehr resistente Bezirke enthalten. Die verminderte Reparaturmöglichkeit sollte bedeuten, daß die Fraktionierung eine geringere Rolle spielt, als bei der γ-Strahlung. Die höhere RBW betrifft Tumor-und Normalgewebe. Sie ist für die experimentell untersuchten Zellen und Gewebe nicht konstant und steigt außerdem mit Verminderung der Einzeldosis.

Diese experimentell beobachteten, spezifischen Wirkungen der Neutronenstrahlung müssen auf ihre Bedeutung für die Tumortherapie beim Menschen untersucht werden. Die ersten Therapieversuche von STONE [3] in Berkeley sind 1942 bekanntlich wegen schwerer Spätschädigung abgebrochen worden. Nachdem wir aber 1969 auf dem ICR in Tokio den Bericht von MORRISON [4] über erste positive Erfahrungen am Hammersmith-Hospital gehört hatten, der auf langjährigen experimentellen und dosimetrischen Studien basierte, und CATTERALL [5, 6] 1971 in Amsterdam die Ergebnisse des gleichen Institutes an 85 Patienten darstellen konnten, hielten wir — gestützt auf diese Erfahrungen — einen eigenen Therapieversuch für zulässig.

1. Technische Angaben zur Zyklotronbestrahlung

Das in der DDR zur Verfügung stehende sowjetische Zyklotron vom Typ U 120 in Rossendorf bei Dresden ähnelt dem im Hammersmith-Hospital. Die über die Dosis gemittelte Neutronenenergie beträgt 0,2 MeV. In Kooperation zwischen dem

Zentralinstitut für Krebsforschung, dem Zentralinstitut für Kernforschung und dem Zentralinstitut für Molekularbiologie der Akademie der Wissenschaften der DDR wurde das vorwiegend für Grundlagenforschung eingesetzte Gerät zur Patientenbestrahlung umgerüstet. Auf die technischen Einzelheiten und die Dosi-

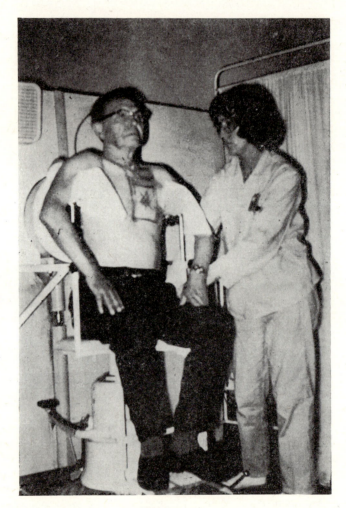

Abb. 1. Einstellung eines Patienten

metrie, über die an anderer Stelle von unserem Mitarbeiter Dr. MATSCHKE [7] schon berichtet wurde, will ich hier nicht näher eingehen. Die Dosisleistung in 100 cm beträgt 20—30 rd/min, die N-Dosis außerhalb des Nutzstrahlenbündels, z. B. in Augenhöhe bei Thoraxbestrahlung, beträgt 0,27% derjenigen im Zentralstrahl. Der γ-Anteil an der Dosis beträgt in 2 cm Tiefe 10%, in 10 cm Tiefe 20%.

122

Die Patienten werden wegen des horizontalen Strahlenverlaufes vorwiegend sitzend, zum Teil stehend bestrahlt. Zur Festlegung der Bestrahlungsfelder wurde ein mit Röntgenstrahlen arbeitender Therapie-Simulator eingerichtet. Die Einstellung am Zyklotron wird durch einen raumfesten optischen Zentralstrahlanzeiger und Backpointer kontrolliert. Feldkontrollaufnahmen am Simulator dokumentieren die Einstellung. Die Abbildung 1 zeigt unsere Bestrahlungsanordnung.

2.   Aufgabenstellung, Methodik

Unsere Aufgabenstellung ist in erster Linie auf die Klärung der lokalen Tumorbeeinflussung durch Neutronenstrahlung ausgerichtet. Als Kriterium kam daher hauptsächlich die histologische Untersuchung des bestrahlten Gebietes — im Operations- oder Sektionspräparat — auf vitale Tumorreste, im Vergleich mit entsprechenden Tumoren nach Telekobaltbestrahlung, in Frage. Da wir seit Jahren solche histologischen Untersuchungen nach unterschiedlich fraktionierter Telekobalt-Therapie unter der Fragestellung der vollständigen Tumorvernichtung durchführen, standen entsprechende Vergleichsserien und eine eingefahrene, konstante histologische Untersuchungsmethode zur Verfügung [9]. Unsere Pathologen verfügen über langjährige Erfahrungen mit bestrahlten Tumoren. Der von ihnen verwendete Terminus „histologisch kein Tumor mehr nachweisbar" bedeutet, daß, nach makroskopischer Auswahl, in vielen histologischen Schnitten Tumorzellen nicht mehr gefunden wurden, sondern nur Narbengewebe und Nekrosen. Er bedeutet also nicht den histologischen Beweis für völlige Tumorzerstörung, der ja nur in unzähligen Serienschnitten erbracht werden könnte, sondern ist als relativer, aber konstanter Maßstab für Tumorzellverminderung zu verstehen. Diesen Maßstab verwendeten wir auch für unsere Neutronenbestrahlungen.

Bei der Mehrzahl unserer Patienten wurde nur ein Anteil der Gesamttumordosis mit Neutronenstrahlung verabreicht. Dafür gab es folgende Gründe: 1. Der gegenüber γ-Strahlung ungünstigere Tiefendosisverlauf würde für tiefliegende Tumoren eine 4-Felder-Methode erfordern. Wir scheuten aber, auch im Hinblick auf den ungeklärten RBW-Faktor für niedrige Dosen, die hohe Volumendosis. Deshalb wurde nur mit zwei Gegenfeldern bestrahlt. 2. Nur für einen kleinen Teil der Tumorzellen rechnet man mit anoxischen Bedingungen. Wenn diese teilweise vernichtet sind, kann eine Reoxygenierung der verbliebenen, und damit normale Empfindlichkeit gegenüber γ-Strahlung erwartet werden. Die Reihenfolge der Bestrahlungskombination war meistens $N + Co^{60}$, aber auch $Co^{60} + N$. Der N-Anteil an der Gesamtdosis betrug in den verschiedenen Serien entweder ca. 35% oder ca. 20%, in einer kleinen Gruppe nur 10%.

Zur Festlegung der Gesamt-Tumor-Dosis wurden die rad-Dosen nach einer aus Literaturangaben und eigenen Untersuchungen [8] an Tumor-Primärzellkulturen zusammengestellten RBW-Kurve [7, 1] in rem umgerechnet. Für unsere Einzeldosen von 40 bis 90 rad entnahmen wir daraus RBW-Werte von 3,4 bis 2,6. Die Einzeldosen der Telekobaltbestrahlung lagen bei 200—250 R. Der Fraktionierungsrhythmus war grundsätzlich 5mal wöchentlich. Alle kombinierten Neutronen-Telekobalt-Bestrahlungen wurden als Splitserien durchgeführt. Die Pausen zwischen dem Neutronen- und γ-Anteil dauerten 2 bis 4 Wochen, teilweise kam es zu weiteren kurzen Unterbrechungen wegen Leukozytendepressionen oder anderen Allgemeinreaktionen. Deshalb verzichteten wir auf eine Dosisangabe in DNS. Alle Dosisangaben in R bzw. rd in den Tabellen bedeuten Tumordosis, sie beziehen sich auf die den Tumor umfassende Isodose.

Das Zyklotron ist 250 km von unserem Zentral-Institut entfernt und nicht an eine Klinik angeschlossen, deshalb können wir die Bestrahlungsserien nur periodisch durchführen. Unsere Patienten verlegen wir dazu vorübergehend in die Radiologische Klinik der medizinischen Akademie, Dresden, wo sie von unserem Zyklotron-Team gemeinsam mit den dortigen Kollegen betreut werden. Damit ist die Konstanz der Patientenauswahl und Behandlung sowie der Vor- und Nachuntersuchung gegenüber unseren Vergleichsserien am ehesten gewährleistet.

3. Ergebnisse und Erläuterungen

Insgesamt haben wir seit dem Mai 1972 132 Patienten mit schnellen Neutronen bestrahlt. Wir geben heute einen ersten Bericht über die bisher histologisch überprüfbaren Tumorreaktionen bei 24 Bronchial-Karzinomen, 6 Magen-Karzinomen, 5 Oesophagus-Karzinomen.

Die Abbildungen 2a und 2b zeigen gegenübergestellt das Verhältnis der histologisch nicht mehr nachweisbaren Bronchial-Karzinome zur Gesamtzahl nach Telekobalt-Bestrahlung einerseits, aufgegliedert nach histologischen Tumortypen. Bei allen Tumortypen (mit Ausnahme eines Adeno-Ca.) liegen die Quotien-

Bronch. Ca	Telekobalt $\bar{d} = 7000$ R $\bar{t} = 50$ Tg.
Tu. = Typ	n Pat. / n Pat. hist.- / Autop. (op.)
squam. Ca	26/91 = 0,29
Adeno Ca	2/3 = 0,66
undiff. Ca	8/24 = 0,33
Oat-Zell Ca	11/27 = 0,40
varia	0/4 = 0,00
Σ	47/149 = 0,33

Bronch. Ca	N + Telekobalt d = 587 rd + 3620 R t = 67 Tg.
Tu. = Typ	n Pat. / n Pat. hist. - / Autop.
squam. Ca	7/9 = 0,77
Adeno Ca	0/1 = 0
undiff. Ca	3/5 = 0,60
Oat-Zell Ca	2/2 = 1,00
Σ	12/17 = 0,70

2 a

2 b

Abb. 2a. Bronchial-Ca., Telekobalt-Therapie (Kontrollserie): Anteil der histologisch nicht mehr nachweisbaren Tumoren, gegliedert nach Tumortypen

Abb. 2b. Bronchial-Ca., Neutronen-Telekobalt-Therapie: Bei allen Tumortypen ist der Anteil der histologisch nicht mehr nachweisbaren Tumoren erheblich höher, als in der Kontrollserie, trotz längerer Bestrahlungszeit und geringerer Gesamtdosis

ten für völlige Tumorzerstörung bei der kombinierten Therapie wesentlich höher, obwohl die Gesamtdosen niedriger und die Gesamtbestrahlungszeiten länger sind, als bei den nur mit Telekobalt bestrahlten Kontrollserien. Das gilt in gleicher Weise für 10 der 17 Fälle, die einen N-Anteil von 35% an der Gesamtdosis hatten, wie für die restlichen 7 Fälle mit einem N-Anteil von nur etwa 20% an der Gesamtdosis. Sie wurden deshalb und wegen der Übersichtlichkeit getrennt aufgeführt.

Die Abbildungen 3a und 3b zeigen ergänzend zur Gruppe der Bronchial-Karzinome die Ergebnisse bei 3 nur mit 760 rd = 2100 rem Neutronen bestrahlten Patienten und 5 mit einem N-Anteil von nur 12% bestrahlten Fällen, daneben eine reine Telekobalt-Kontrollserie mit niedriger Gesamtdosis. Die 2 Fälle mit negativem

Bronch. Ca	Telekobalt $\bar{d}$ = 3500 R $\bar{t}$ = 25 Tg.
Tu – Typ	n Pat. / n Pat. hist. – / Autop.(op)
squam. Ca	2 / 42 = 0,05
Adeno Ca	0 / 3 = 0,0
undiff. Ca	0 / 8 = 0,0
Oat-Zell Ca	3 / 9 = 0,33
varia	0 / 3 = 0,0
Σ	5 / 65 = 0,08

Bronch. Ca	nur N $\bar{d}$ = 762 rd $\bar{t}$ = 24 Tg.	Telekobalt + N $\bar{d}$ = 4780 R + 205 rd t = 87 Tg.
Tu. – Typ	n Pat. / n Pat. hist.– / Autop.	n Pat. / n Pat. hist.– / Autop.
squam. Ca	1 / 2	1 / 4
undiff. Ca	1 / 1	–
Oat-Zell Ca	–	1 / 1

3a   3b

Abb. 3a. Bronchial-Ca., Telekobalt-Therapie (Kontrollserie, niedrige Dosis): Anteil der histologisch nicht mehr nachweisbaren Tumoren

Abb. 3b. Bronchial-Ca., alleinige Neutronentherapie: Eine Dosis von nur ≈ 2100 rem führte in 2 von 3 Fällen zur Tumorvernichtung (vgl. Abb. 3a). (Bei einem Neutronenanteil von 12% an der Gesamtdosis von 5400 rem werden 2 von 5 Tumoren zerstört)

histologischen Tumorbefund bei nur 2100 rem Gesamtdosis schienen uns bemerkenswert, wenn auch ein Vergleich mit der Kontrollserie wegen der geringen Fallzahl nicht möglich ist.

Die Abbildungen 4a und 4b zeigen die Ergebnisse bei 5 Fällen mit ausgedehnten Magen-Karzinomen. Die Fälle sind einzeln mit Dosis und Bestrahlungszeit aufgeführt, weil hier trotz besonders eingehender histologischer Untersuchung 3mal gar keine und 2mal nur ganz geringe Tumorreste gefunden wurden. Die Telekobalt-Kontrollserie zeigt trotz gleicher Gesamtdosis, aber kürzerer Bestrahlungszeit bei keinem der 6 Fälle eine völlige Tumorzerstörung.

Im Gegensatz dazu konnten wir an unseren 5 Oesophagus-Karzinomen keinen auffälligen Effekt der kombinierten Bestrahlung nachweisen. Bei allen Fällen wurden Tumorreste im Sektionspräparat gefunden. Allerdings liegt bei etwa gleicher Bestrahlungszeit die Gesamtdosis der kombinierten N-Telekobalttherapie um $1/3$ niedriger, als in der sehr hoch dosierten Telekobalt-Kontrollserie (Abb. 5a und 5b).

In Ergänzung zu den in den Abbildungen dargestellten Ergebnissen sollen folgende Beobachtungen erwähnt werden: Von unseren 17 kombiniert bestrahlten Bronchial-Karzinomen war bei 2 Fällen die Reihenfolge Telekobalt-Neutronen,

Ca ventriculi	Telekobalt		
n Tu. – Typ	R	Tg	hist.
1 Adeno Ca	4700	33	+
1 Adeno Ca	4000	24	+
1 Gallert Ca	5500	37	+
1 scirrh. Ca	5000	33	+
1 scirrh. Ca	5000	31	+
1 scirrh. Ca	7200	108	+

4a

Ca ventriculi	N + Telekobalt			
n Tu. – Typ	rd	R	Tg	hist.
1 Adeno Ca	830	2400	70	+
1 Adeno Ca	640	3000	78	−
1 Adeno Ca	510	3000	66	+
1 scirrh. Ca	700	2800	72	−
1 anapl. Ca	735	2500	68	−

4b

Abb. 4a. Magen-Ca., Telekobalt-Therapie (Kontrollserie): In keinem Fall histologisch vollständige Tumorzerstörung

Abb. 4b. Magen-Ca., Neutronen-Telekobalt-Therapie. 3 der 5 Magenkarzinome wurden histologisch vollständig zerstört, bei 2 fanden sich nur minimale Tumorreste. Gesamtdosis nicht höher, Bestrahlungsdauer wesentlich länger als in der Kontrollserie (4a)

Neutronenanteil ca. 35%. In beiden Fällen, einem squamösen und einem Oat-Zell-Karzinom, waren die Tumoren zerstört. Bei 5 Fällen war die Reihenfolge γ-Neutronen-γ, wobei nur ein kleiner γ-Anteil von ca. 15% am Ende der Gesamtdosis gegeben wurde. Bei 4 dieser 5 Fälle wurde kein Tumor mehr gefunden. Die umgekehrte Reihenfolge der Kombination hatte also nicht zu einer geringeren Wirkung geführt.

Oesophagus Ca	Telekobalt		
n Pat squam. Ca	$\bar{d}$ R	$\bar{t}$ Tg.	hist.-
31	9000	80	14

5a

Oesophagus-Ca	N+Telekobalt			
n. Tu.-Typ	rd	R	Tg	hist.
1 squam. Ca	890	3150	78	+
1 solid. Ca	790	3000	74	+
1 squam. Ca	450	400	10	+
1 unreif. Ca	325	4940	76	+
1 solid. Ca	312	4800	66	+

5b

Abb. 5a. Oesophagus-Ca., Telekobalt-Therapie (Kontrollserie): Anteil der histologisch nicht mehr nachweisbaren Tumoren

Abb. 5b. Oesophagus-Ca., Neutronen-Telekobalt-Therapie: In keinem Fall vollständige Tumorzerstörung. Gesamtdosis bei etwa gleicher Gesamtbestrahlungszeit allerdings $\approx 1/_3$ niedriger als in der Kontrollserie (5a)

Die bei der Bestrahlung der Magen-Karzinome mit voller Tumordosis belasteten Anteile des linken Leberlappens ließen histologisch eine enorme Blutfülle bei extrem erweiterten Lebersinus und eine hochgradige Leberbälkchenatrophie erkennen (bei erhaltenen Zellkernen). Klinisch kam es nur zu einem vorübergehenden, mäßigen Anstieg der Transaminasen und nachfolgend der alkalischen Phosphatase.

Die Allgemeinreaktion der Neutronenbestrahlung des Thorax- und Bauchraumes — Leukozytendepression, Bestrahlungssyndrom — waren stärker als bei der Telekobalt-Therapie. Sie entsprachen etwa denen bei hochdosierter 250-KV-Therapie.

Auf die Hautreaktionen soll hier nicht näher eingegangen werden, zumal sie von den Kollegen im Hammersmith-Hospital eingehend untersucht wurden.

4. Schlußfolgerungen

Unsere bisherigen Untersuchungen können natürlich nur als Stichproben zu einigen Fragen der Tumorwirkung einer Therapie mit schnellen Neutronen betrachtet werden. Wir kommen zu folgenden vorläufigen Ansichten:

1. Wenigstens bei einigen Tumorformen scheint die Wirkung der heute als cancerizid gebräuchlichen γ-Strahlen-Dosis beträchtlich verstärkt zu werden, wenn ein Teil dieser Dosis mit schnellen Neutronen erzeugt wird. Dafür sprechen die Ergebnisse vergleichender histologischer Untersuchungen am Bronchial-Karzinom und am Magen-Karzinom, bei denen eine weit größere Anzahl der Tumoren als erwartet histologisch nicht mehr nachgewiesen wurden.

2. Beim Bronchial-Karzinom wird anscheinend schon mit einem Neutronendosisanteil von 20% die gleiche Wirkungssteigerung erzielt, wie mit einem Anteil von 35% an der Gesamtdosis. Die Reihenfolge der Kombination ist anscheinend nicht bedeutsam.

3. Bei alleiniger Neutronenbestrahlung scheinen 700 rd = 2100 rem die untere Grenze der Tumorvernichtungsdosis auch für reifere Tumortypen zu sein. Sie liegt damit ebenfalls deutlich niedriger als bei alleiniger Telekobaltbestrahlung.

4. Beim Oesophagus-Karzinom konnte diese Wirkungssteigerung nicht beobachtet werden, vielleicht kommt es bei diesem Tumor nicht zu einer ausreichenden Reoxygenierung, so daß erst ein höherer N-Anteil oder die alleinige N-Therapie der γ-Therapie überlegen ist. Auch alle 3 Bronchial-Tumoren vom Typ des Adeno-Ca., 2 davon als unreif klassifiziert, konnten nicht durch die Kombination N-Co[60] Therapie zerstört werden.

5. Als deutlichen Nachteil registrierten wir den ungünstigeren Verlauf der Tiefendosiskurve, der zu stärkeren Allgemeinreaktionen ähnlich denen bei 250 KV-Strahlung führte und außerdem die Höhe der Herddosen begrenzte. Eine Steigerung der Neutronenenergie erscheint uns daher wichtig. Pendelbestrahlung — also DT generatoren — dürfte, trotz niedriger Dosisleistung, gerade in der Neutronentherapie der Stehfeldbestrahlung in mehrfacher Hinsicht überlegen sein, wenn es um scharf begrenzte, genau plazierte Dosismaxima für tief gelegene Tumoren, die Schonung benachbarter Organe und die Verminderung der Volumendosis geht.

6. Es erscheint uns sinnvoll, im Hinblick auf die Neutronenwirkung nicht nur an Sauerstoff-Effekt und Repairmechanismus zu denken, sondern, als Folge der höheren LET, an eine annähernd gleich starke Beeinflussung der Zelle in allen Phasen des Teilungszyklus.

Zusammenfassung

Wirkungsunterschiede zwischen schnellen Neutronen und γ-Strahlung betreffen die höhere RBW der Neutronen-Strahlung, ihre Wirkungsunabhängigkeit vom O_2-Mangel und die verminderte intrazelluläre Reparaturfähigkeit. Die Bedeutung dieser experimentell nachgewiesenen Wirkungsunterschiede für die Strahlentherapie wird in einem Pilot-Versuch geprüft. Von z. Z. 132 mit Neutronen bestrahlten Patienten stehen bisher die Ergebnisse der histologischen Untersuchung der Sektions- oder Operationspräparate von 24 Bronchialkarzinomen, 6 Magenkarzinomen und 5 Oesophaguskarzinomen zur Verfügung. Die Strahlenbehandlung bestand aus einer Kombination von 6,2 MeV Zyclotron-Neutronen (20—35% der Gesamtdosis) mit anschließender — z. T. auch vorangehender — Telekobalttherapie. Einige wenige Patienten wurden nur mit Neutronen oder mit einem Neutronenanteil von nur 12% an der Gesamtdosis bestrahlt. Geprüft wurde im Sektions- bzw. Operationspräparat, ob bei eingehender histologischer Untersuchung (keine Serienschnitte) noch Tumorgewebe nachweisbar war. Zum Vergleich standen entsprechende histologische Untersuchungen bei Patienten, die nur Telekobalttherapie erhalten hatten, zur Verfügung (keine alternierenden Reihen). Als Ergebnis, das wegen der geringen Anzahl der bisher histologisch auswertbaren Neutronen-Therapie-Patienten nur als Stichprobenresultat gewertet werden kann, zeigte sich ein wesentlich höherer Anteil histologisch bestätigter Tumorvernichtungen bei den mit Neutronen kombiniert bestrahlten Fällen für das Bronchialkarzinom (0,7:0,33) und für das Magenkarzinom, als bei alleiniger Telekobalttherapie, obwohl die Gesamtdosis der N + γ-Fälle eher niedriger und die Gesamtbestrahlungszeit doppelt so lang war, wie bei den nur mit Telekobalt bestrahlten Fällen. Bei ausschließlicher Neutronenbestrahlung wurden schon mit ≈ 2100 rem Herddosis völlige Zerstörungen von Bronchialkarzinomen beobachtet, die bei ausschließlicher Telekobalttherapie erst nach 3500 RHD auftraten. Die Reihenfolge N + γ oder γ + N hatte anscheinend keinen Einfluß auf diese Wirkungssteigerung. Am Oesophaguskarzinom konnte — bei allerdings $1/_3$ niedrigerer Gesamtdosis der kombinierten N + γ-Serie — keine völlige Tumorzerstörung nachgewiesen werden (gegenüber 14/31 bei reiner Telekobalt-Therapie). Die Allgemeinreaktionen nach Neutronenbestrahlung waren stärker (ähnlich 250 KV-Therapie), als nach Telekobaltbestrahlung. Es wird darauf hingewiesen, daß im Hinblick auf die Neutronenwirkung nicht nur an O_2-Effekt und Repairmechanismus gedacht werden sollte, sondern auch an eine annähernd gleichstarke Beeinflussung der Zellen in allen Phasen des Teilungszyklus als Folge des höheren LET.

Literaturverzeichnis

[1] FIELD, S. B.: Radiobiol. aspects of fast neutron therapy. Proc. roy. Soc. Med. **65**, 835 (1972).

[2] FIELD, S. B., and S. HORNSEY: RBE values for cyclotron neutrons for effects on normal tissues and tumors as a function of dose and dose fractionation. Europ. J. Cancer **7**, 161 (1971).

[3] STONE, R. S.: Neutron therapy and specific ionisation. Amer. J. Roentg. **59**, 771 (1948).

[4] MORRISON, R.: Problems with Neutron therapy, Proc. roy. Soc. Med. **65**, 843 (1972).

[5] CATTERALL, M., CH. ROGERS, R. H. THOMLINSON and S. B. FIELD: An investigation into the clinical effects of fast neutrons. Brit. J. Radiology **44**, 603 (1971).

[6] CATTERALL, M.: Clinical experience with fast neutrons. Proc. roy. Soc. Med. **65**, 839(1972).

[7] MATSCHKE, S.: Zur Kollimierung schneller Neutronen und Dosisverteilung im homogenen Phantom. Akademie-Verlag, Berlin (im Druck).

[8] MAGDON, E.: Experimentelle Untersuchungen zur RBW schneller Neutronen. Akademie-Verlag, Berlin (im Druck).

[9] EICHHORN, H.-J., A. LESSEL und K. H. ROTTE: Einfluß verschiedener Bestrahlungs-rhythmen auf Tumor und Normalgewebe in vivo. Strahlentherapie **143**, 614 (1972).

Sachregister